Die

Familiale Verpflegung Geisteskranker

(System der Irren-Colonie Gheel)

der Irren-Anstalt der Stadt Berlin zü Dalldorf

in den Jahren 1885 bis 1893.

Von

Dr. Alfred Bothe.

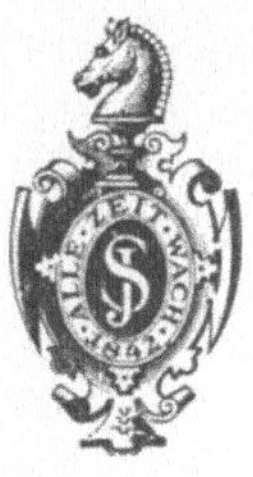

Springer-Verlag Berlin Heidelberg GmbH

1893

ISBN 978-3-662-40928-2   ISBN 978-3-662-41412-5 (eBook)
DOI 10.1007/978-3-662-41412-5

Vorwort.

In Folgendem gebe ich einen Bericht über die Organisation der
unter Verwaltung der Irrenanstalt Dalldorf stehenden Familienpflege
Geisteskranker im Jahre 1885 mit ihrer Vorgeschichte und ihrer
Entwickelung bis zum Jahre 1893 an der Hand sowohl des Ergeb-
nisses des Actenstudiums, als auch besonders eigenen Erlebnisses.
Als ich während der Jahre 1889—1892 als Assistenz-Arzt im Dienste
der Irrenanstalt Dalldorf stand, hatte ich im Amte des aufsichtführenden Arztes dieser Familienpflege Gelegenheit, mehrere Jahre
gerade der lebhaftesten Entwickelung dieser Einrichtung mit zu erleben.

Mit der in diesen Tagen erfolgenden Belegung der neuen Irrenanstalt Herzberge hört das bisher bestehende Verhältniss der Vereinigung der gesammten Irrenpflege Berlins in einer Hand auf. Zugleich mit der territorialen Abgrenzung der Gebiete, aus denen die
beiden Irrenanstalten die Geisteskranken zugeführt erhalten, geht
eine Theilung der Familienpflege dergestalt vor sich, dass auch die
Familienpflegestellen nach ihrer territorialen Lage, behufs Beaufsichtigung und behufs Verrechnung der Verpflegungskosten auf die beiden
Anstalten Dalldorf und Herzberge vertheilt werden. Die Trennung
der bisher von einer Stelle aus geleiteten Berliner Familienpflege in
zwei Theile lässt einen Rückblick auf die Einrichtung der Familienpflege und ihre Entwickelung, die sie unter bisheriger Leitung genommen, nicht unangemessen erscheinen.

Aber noch von anderem Gesichtspunkt aus dürfte ein Blick auf
die Familienpflege Dalldorf's lohnen, nämlich als auf ein gelungenes
Experiment, dessen Ergebnisse für die Verwaltung des Irrenwesens
von dauerndem Werthe sind. Wir können wohl sagen: Experiment;
denn die Ausführung familialer Verpflegung Geisteskranker unter den
vorliegenden Verhältnissen trug den Charakter eines solchen: da an
einem grossen Krankenmaterial einer öffentlichen Anstalt gemachte
Erfahrungen für Deutschland noch nicht vorlagen. Das Gelingen
des in so grossem Maassstabe ausgeführten Unternehmens ist deshalb von Werth, weil die Verhältnisse, welche in Berlin zur Einrichtung der Familienpflege geführt haben, in kürzerer oder längerer
Zeit sich auch anderwärts in verstärktem Maasse fühlbar machen

werden. Das treibende Moment ist die Ausdehnung der Anstaltsverpflegung auf immer weitere Categorien Geisteskranker und die
Erleichterung des Eintritts in die Anstaltsverpflegung. Das seit
1. April 1893 in Kraft befindliche Gesetz über die ausserordentliche
Armenlast vom 11. Juli 1891 geht von der Voraussetzung aus, dass
noch ein beträchtliches Bedürfniss Geisteskranker nach Anstaltspflege nicht gedeckt sei. Wenngleich sich noch nicht übersehen
lässt, wie die durch dieses Gesetz hervorgerufenen Verhältnisse sich
weiter entwickeln werden, wird eine weitere beträchtliche Vermehrung
der aus öffentlichen Mitteln in Anstalten verpflegten Geisteskranken
das schliessliche Ergebniss sein; mögen auch die in einigen Land-
Armenverbänden gemachten Erfahrungen hinter den Erwartungen
zunächst zurückbleiben. Es ist vorauszusehen, dass die Erleichterung des Eintritts in die Anstaltspflege für zahlreiche Geisteskranke,
alsdann, wenn auch wohl nicht so bald, in den Provinzen dazu
führen wird, der Frage der Einfügung der familialen Verpflegung als
ordentliche Verpflegung in die öffentliche Irrenpflege und ihre Anwendung in grösserem Maassstabe, mehr als bisher die Nothwendigkeit vorlag, näher zu treten. Vielleicht würde die eine oder die
andere der in Dalldorf gemachten Erfahrungen nicht ohne Vortheil
zu verwenden sein, so verschieden von den Berliner Verhältnissen
die Lage der Dinge hier auch ist wegen der Vertheilung der Verpflichtungen zur Fürsorge für die hülfsbedürftigen Geisteskranken auf
Provinzial-Verband — Land-Armenverband — Orts-Armenverband.
Näher noch als den Provinzial-Verbänden, von deren Seite eine aus-
gedehnte Anwendung der Familienpflege beträchtlichen Schwierigkeiten unterliegt, liegt die Frage der Familienpflege den grösseren
städtischen Communen Deutschlands mit eigenem Irrenwesen; in
Preussen, besonders den Städten, welche einen eigenen Land-Armenverband bilden.

Trotz aller Verschiedenheit der Umstände bietet das Verhältniss der Behörden der Berliner Irrenpflege, Curatorium und Irrenanstalt, zur Berliner Armenpflege-Behörde, Armen-Direction und
Bezirks-Armen-Commissionen, hinreichend Analogie zu dem Verhältniss, in dem eine Provinzial-Verwaltung, bezw. ein Land-Armenverband, und deren Anstalten zu ihren Orts-Armenverbänden stehen,
sodass die für Entwickelung der Berliner Familienpflege wirksam
gewesenen Momente auch für das Irrenwesen der Provinzen einer
Bedeutsamkeit nicht entbehren. Dass es an Geisteskranken, die für

die Familienpflege geeignet wären, auch in Provinzial-Irrenanstalten nicht nur nicht fehlt, sondern dass sie auch in diesen zahlreich vorhanden sind, davon habe ich mich überzeugen können; ebenso bin ich aber auch in der Lage gewesen, einen Einblick in die ganz erheblich grösseren Schwierigkeiten zu erhalten, welche einer Entwickelung der Familienpflege für diese Anstalten entgegenstehen. Es sind deren mannigfaltige; aber auch sie sind nicht das wesentliche Moment dafür, warum es an anderen Orten Deutschlands zu einer Anwendung der Familienpflege von bemerkenswerther Ausdehnung bisher nicht gekommen ist. Zu den älteren Stätten der Familienpflege, Ilten und Bremen, und der mit Dalldorf gleichzeitigen zu Bunzlau, sind nur wenige hinzugekommen, z. B. Allenberg, — Blankenhain, — Lübeck, wo in beschränkter Ausdehnung familiale Verpflegung geübt wird. Der Schwerpunkt der Angelegenheit liegt anderswo als in entgegenstehenden Schwierigkeiten, die ja keine unüberwindlichen sind; er liegt darin, dass der Druck äusserer zwingender Umstände, zur familialen Verpflegung überzugehen, fehlt; weil die Hospitalisirung der hülfsbedürftigen Geisteskranken noch nirgendwo anders schon soweit fortgeschritten ist, wie es in Berlin in Folge der besonderen Verhältnisse der rasch wachsenden Grossstadt in so schnellem Tempo der Fall gewesen ist, wo zwei auf Rechnung der öffentlichen Irrenpflege verpflegte erwachsene hülfsbedürftige Geisteskranke auf das Tausend Einwohner entfallen. Jedoch wirken dieselben Verhältnisse, welche in Berlin der Hospitalisirung der hülfsbedürftigen Geisteskranken eine solche Ausdehnung gegeben haben, auch in den Provinzen in derselben Richtung, wenn sich auch ihre Wirkung hier in etwas langsamerer, darum aber nicht weniger sicherer Weise geltend macht. Das Zustandekommen des Gesetzes vom 11. Juli 1891 ist jedenfalls ein bemerkenswerthes Zeichen dafür. Und wenn dieses Gesetz erst einige Jahrzehnte in Geltung gestanden und seine volle Wirksamkeit jahrelang entfaltet haben wird (wir stehen ja erst in den Anfängen derselben), dann werden, wenn inzwischen nicht etwa Ereignisse eingetreten sein sollten, die sich jetzt noch einer Beurtheilung gänzlich entziehen, weitere Mengen hülfsbedürftiger Geisteskranker in öffentlichen Anstalten aufgespeichert sein, sodass auch für die Provinzial- bezw. Land-Armenverbände die Nothwendigkeit sich herausgestellt haben wird, von der Familienpflege in ausgedehnterer Weise Gebrauch zu machen. Die Geneigtheit dazu ist zweifellos in maassgebenden

Kreisen jetzt schon vorhanden, wie solches z. B. aus dem Nachtrag vom 20. Mai 1893 zu dem Reglement für die Schlesischen Provinzial-Irrenanstalten vom 12. August 1891, dessen § 1 einer Ausbreitung der Familienpflege günstig ist, hervorzugehen scheint. Wenn an der Hand der Ausdehnung der Anstaltspflege für fernere Categorien Geisteskranker die Verhältnisse sich in oben berührtem Sinne weiter entwickelt haben werden, wird sich zeigen, dass, wie es immer bisher geschehen ist, andere Verhältnisse auch andere Formen bedingen. Es kann unmöglich sein, dass unserer psychiatrischen Weisheit letzter Schluss es ist, immer grössere Mengen Geisteskranker zu kaserniren. Wenn man sich vergegenwärtigt, wie viele Jahrzehnte verflossen sind, bis die coloniale Verpflegungsform Geisteskranker zu der allgemeinen Anerkennung und Anwendung gelangt ist, der sie sich jetzt erfreut, wo den meisten öffentlichen Anstalten auch eine landwirthschaftliche Colonie angefügt ist, wird man auch betreffs der familialen Verpflegungsform geneigt sein anzunehmen, dass die Zurückhaltung, die man sich dieser Verpflegungsform gegenüber bisher noch auferlegt, keine endgültige bleiben und einem anderen Verhalten Platz machen wird. Es ist kein Widerspruch, zu sagen, dass jede Ausdehnung der gesetzlichen Verpflichtungen zur Anstaltspflege ein Schritt auf dem Wege zur Familienpflege ist, weil mit jeder erweiterten Fassung des Begriffs der Anstaltspflegebedürftigkeit für hülfsbedürftige Geisteskranke auch die Zahl derjenigen dieser Geisteskranken immer grösser wird, deren Entlassung in die Heimath auch nach Behebung ihrer Anstaltspflegebedürftigkeit wegen mangelnden Entgegenkommens der Heimathsbehörden entweder nur mit allergrössten Schwierigkeiten oder überhaupt nicht, oder doch nicht mit dauerndem Erfolg durchzuführen ist.

Herrn Medicinalrath Dr. Sander, Director der Irrenanstalt Dalldorf, verfehle ich nicht, für erhaltene Anregung zur Bearbeitung dieses Gegenstandes und manche werthvolle Mittheilung über denselben meinen ergebensten Dank auszusprechen. Desgleichen bin ich zu Dank verpflichtet Herrn Professor Dr. Moeli, Director der Irrenanstalt Herzberge, Herrn Oberarzt Dr. Richter, ferner meinem Vorgänger im Amt des aufsichtführenden Arztes der Familienpflege, Herrn Oberarzt Dr. Otto, für mancherlei mitgetheilte Erfahrung.

Tost, im Juni 1893.

Der Verfasser.

Inhalts-Uebersicht.

Die Bedürfnisse einer Grossstadt von dem Umfange, zu welchem Berlin im Verlauf der letzten Jahrzehnte angewachsen ist, haben es mit sich gebracht, dass die Verpflegung der der öffentlichen Fürsorge dieser Stadt anheimfallenden Geisteskranken in Irrenanstalten im Laufe der Zeit eine ganz ausserordentliche Ausdehnung angenommen hat. Insbesondere liess die Stadt Berlin ihren hülfsbedürftigen Irrensiechen, Idioten und Epileptikern Anstaltsverpflegung in ausgedehntester Weise zu Theil werden, lange bevor durch das Gesetz vom 11. Juli 1891 betreffend die Abänderung der §§ 31, 65 und 68 des Gesetzes vom 8. März 1871 zur Ausführung des Gesetzes über den Unterstützungswohnsitz, auch für die Verpflegung eines Theiles dieser Categorie Geisteskranker in Anstalten eine gesetzliche Verpflichtung geschaffen wurde. Im höchsten Grade begünstigt wurde eine solche Entwickelung der Städtischen Irrenpflege durch den Umstand, dass der zur Fürsorge für die Irren der Stadt Berlin verpflichtete Verband der Selbstverwaltung, die Ortsgemeinde Berlin, da infolge § 2 der Provinzial-Ordnung der Stadtkreis Berlin die Pflichten eines eigenen Provinzial-Verbandes trägt, identisch ist mit dem Orts-Armenverband Berlin, aus dem die zu verpflegenden Geisteskranken stammen, dass ferner dieser Orts-Armenverband gleichzeitig die Pflichten eines Land-Armenverbandes trägt. Das zeitweise so überraschend starke Wachsthum der Einwohnerzahl Berlins brachte eine beträchtliche Zunahme der zu verpflegenden Geisteskranken neben der Zunahme, welche herrührte aus dem mit dem Wachsthume der Stadt sich stärker geltend machenden Bedürfnisse nach Anstaltsverpflegung. So kam es, dass die Zahl der in öffentlicher Fürsorge befindlichen Geisteskranken der Stadt Berlin ein immer schnelleres Tempo annehmendes Wachsthum zeigte. Wie der Gang dieses Anwachsens war, erhellt aus folgender Tabelle.

1

	Zahl der in öffentlicher Fürsorge der Stadt Berlin befindlichen Geisteskranken	Zahl der Einwohner der Stadt Berlin	Auf 1 Geisteskranken i. ö. F. kommen Einwohner	Auf 100 000 Einwohner kommen Geisteskranke i. ö. F.
Am 31. December 1861	228	528 438	2318	43
» 31. » 1862	294	550 183	1871	53
» 31. » 1863	337	578 000	1715	58
» 31. » 1864	334	614 161	1839	54
» 31. » 1865	370	639 532	1728	58
» 31. » 1866	379	648 067	1712	58
» 31. » 1867	431	683 915	1587	63
» 31. » 1868	462	709 844	1536	65
» 31. » 1869	510	743 782	1458	69
» 31. » 1870	521	742 000	1424	70
» 31. » 1871	562	807 738	1437	70
» 31. » 1872	633	844 865	1334	75
» 31. » 1873	671	881 363	1313	76
» 31. » 1874	731	912 621	1248	80
» 31. » 1875	723	947 353	1310	76
» 31. » 1876	767	974 721	1271	79
» 31. » 1877	884	1 004 070	1136	88
» 31. » 1878	1012	1 033 832	1022	98
» 31. » 1879	1110	1 049 782	946	105
» 31. » 1880	1240	1 084 992	875	114
» 31. » 1881	1435	1 118 784	779	128
Am 31. März 1883	1637	1 192 327	728	136
» 31. » 1884	1799	1 250 895	695	144
» 31. » 1885	1909	1 291 359	676	147
» 31. » 1886	2060	1 317 171	639	156
» 31. » 1887	2273	1 366 562	601	166
» 31. » 1888	2361	1 419 618	601	166
» 31. » 1889	2528	1 457 867	577	173
» 31. » 1890	2659	1 534 055	577	173
» 31. » 1891	2960	1 568 014	530	190
» 31. » 1892	3123	1 609 761	515	195
» 31. » 1893	3250	1 641 234 *)	505	198

In einem Zeitraum, welcher kaum mehr als drei Jahrzehnte
umfasst, stieg die Zahl der in öffentlicher Fürsorge befindlichen

---

*) Die Zahl der Einwohnerschaft ist angegeben abzüglich der activen
Militärpersonen theils nach: Böckh, die Bevölkerungs- etc. Aufnahme vom
1. December 1875 in der Stadt Berlin. Berlin, 1878., theils nach directen
Angaben des Kgl. Polizei-Präsidiums, dem ich an dieser Stelle für gütige
Mittheilung meinen ergebensten Dank ausspreche.

Geisteskranken von 228 auf 3250, also auf das Dreizehnfache, während die Einwohnerzahl in der gleichen Zeit sich nur verdreifachte. Dies ergiebt ein Anwachsen der Verhältnisszahl der in öffentlicher Fürsorge befindlichen Geisteskranken zu den Einwohnern, d. h. der eigentlichen Maasszahl für die Ausbreitung der öffentlichen Irrenfürsorge, um das Fünffache; nämlich von 0,4 : 1000 auf 2 : 1000. Welch hohe Anforderungen an die Thätigkeit der leitenden Behörden der Stadt diese starke Vermehrung der zu verpflegenden Geisteskranken stellte, ist leicht begreiflich, und wog diese Belastung um so schwerer, als die stärkste Zunahme in die Zeit fiel, wo die schnelle Zunahme der Stadtbevölkerung der städtischen Verwaltung in jedem anderen Zweige der communalen Thätigkeit die grössten Aufgaben stellte. Es war dem Ansturme des Anwachsens der Zahl der Geisteskranken gegenüber unmöglich, sämmtliche aus städtischen Mitteln zu verpflegenden Geisteskranken in den der eigenen Verwaltung unterstehenden Irrenanstalten unterzubringen. Es mussten deshalb von den siebziger Jahren ab in steigendem Maasse Privatanstalten auch zur Verpflegung der in öffentlicher Fürsorge befindlichen Geisteskranken in Anspruch genommen werden, um den Andrang zu bewältigen. Die im Jahre 1880 ermöglichte Fertigstellung der Anstalt Dalldorf brachte durch eine starke Verminderung der in Privatanstalten untergebrachten Communalkranken zwar vorübergehend Erleichterung, doch war auch die im Laufe der Jahre stetig gesteigerte Belegung dieser Anstalt und der Anbau einer Colonie an dieselbe um so weniger im Stande, dem Bedürfnisse nach Anstaltsverpflegung ganz zu genügen, als im Jahre der Eröffnung der Anstalt die Zahl der zu Verpflegenden bereits wieder die Zahl der Belegplätze der Anstalt überschritten hatte, sodass der Neubau weiterer zwei Anstalten bald vorbereitet werden musste.

Ein so schnelles Ansteigen der Anforderungen der Irrenpflege gab Veranlassung, allen auf die Entlassung der Geisteskranken aus der öffentlichen Irrenpflege Einfluss habenden Verhältnissen eine ganz besondere Beachtung zu Theil werden zu lassen. Geisteskranke, in deren Zustand sich während ihres Aufenthaltes in der Anstalt eine Veränderung zur Besserung insoweit vollzogen hat, dass ein weiterer Anstaltsaufenthalt als für sie nothwendig nicht mehr erachtet werden kann, aus der Anstaltspflege zu entlassen, ist die Direction der Irrenanstalt sowohl durch ihr eigenes Interesse als

durch sehr bestimmt lautende Vorschriften hingewiesen.*) Das eigene
Interesse der Anstalts-Direction an einer möglichst zahlreichen Ent-
lassung ist dem Drang der Aufnahme gegenüber ein sehr lebhaftes.
Denn die Direction muss aufnehmen, was ihr zugewiesen wird, zur
selben Stunde, in der ihr die Geisteskranken eingeliefert werden,
ohne dass sie die Aufnahme auch nur einen Tag verschieben kann.
Die Anstaltspflege-Bedürftigkeit der zur Aufnahme nach der Anstalt
Gesandten ist schon festgestellt, mögen sie aus den Städtischen
Krankenhäusern, aus der Kgl. Charité, durch die Armen-Direction
oder von den Polizeirevier-Aemtern nach Dalldorf gelangen. Die
Bestrebungen, welche auf Entlassung der (einmal anstaltspflegebedürftig gewordenen) Geisteskranken hinzielen,
finden aber sehr bald ihre Grenzen, auch wenn eine
Besserung ihres Zustandes die Möglichkeit der Entlassung
nahe legt. Die Zahl derer, welche sich während ihres Anstaltsaufenthaltes soweit erholt haben, dass sie mit guter Zuversicht in eigene
Fürsorge entlassen werden können, ist eine so kleine, dass sie praktisch wenig ins Gewicht fällt. Ein nicht unbeträchtlicher Theil der
Kranken hat sich schon vor der Erkrankung, die zu seiner Aufnahme
in die Anstalt führte, in einem Zustande psychischer Minderwerthig-
keit befunden, so dass er ohne die Hülfe Angehöriger oder ander-
weitige Unterstützung nicht existiren konnte. Der übrige Theil ist
nach Ablauf der die Aufnahme veranlassenden Krankheitserscheinun-
gen in einen Zustand dauernder geistiger Invalidität versetzt, der sie
auch nach dem Aufhören der unbedingten Anstaltspflege-Bedürftigkeit hindert, sich den nothdürftigsten Lebensunterhalt zu verschaffen.
Da nun die Irrenanstalt Dalldorf in der Hauptsache dem Zwecke
dient, den Anforderungen, welche die Verpflichtung zur polizeilichen
Armenpflege der Stadt Berlin auferlegt, nachzukommen**), so kann
den Geisteskranken nach ihrer Entlassung die nothwendige Hülfe
und Unterstützung von ihren Angehörigen in der Regel nicht oder
nicht hinreichend zu Theil werden, sondern es muss die öffentliche
Armenpflege auch nach ihrer Entlassung noch in Anspruch genommen
werden. Wir sehen also, die Mehrzahl der Geisteskranken, welche
der Anstaltspflege nicht mehr bedürfen, d. h. entlassungsfähig sind,
kann nicht ohne Weiteres entlassen werden. Es ist, damit sie ent-

---

*) Vergleiche Anhang, Beilage Nr. 2.
**) Vergleiche Anhang, Beilage Nr. 1.

lassen werden können, die Erfüllung einer Bedingung vorher nöthig: es muss ihnen die Hülfe der Behörde, welche der offenen Armenpflege vorsteht, gesichert sein. So lange dies nicht der Fall ist, befinden die Entlassungsfähigen sich in einem Zustande bedingter Anstaltspflege-Bedürftigkeit, da sie die Anstaltspflege nicht entbehren können, solange nicht die offene Armenpflege sich ihrer annimmt. Wenn also eine Entlastung der Anstalt durch Entlassung möglichst aller nicht unbedingt der Anstaltspflege Bedürftigen erzielt werden sollte, so musste für das Eintreten der Armenbehörde für die entlassungsfähigen Geistig-Invaliden gesorgt werden und die Sicherung einer dem Grade der Invalidität entsprechenden Unterstützung von Seiten der Armenbehörde für diese Geisteskranken Bestreben der Anstalt sein.

Der Grad der geistigen Invalidität, welcher bei entlassungsfähigen Geisteskranken zu beobachten ist, kann von sehr verschiedenem Grade sein. Man kann vom Standpunkt des praktischen Lebens aus etwa drei Grade dieser geistigen Invalidität unterscheiden, welche die aus der Anstalt zu Entlassenden in drei Klassen theilen lässt. Es kann erstens dieselbe so gering sein, dass sie den damit Behafteten nicht hindert, den Kampf mit dem Leben auch in einer Grossstadt aufzunehmen, und ihn ohne Hülfe auch durchzuführen. Der dieser Klasse angehörende Theil der Geisteskranken wird nach seiner Entlassung aus der Anstalt wieder ein wirthschaftlich selbstständiges Glied der menschlichen Gesellschaft. Die Stufe der Intelligenz, welche die Grenze abgiebt für die Einreihung in diese Klasse, liegt recht niedrig; niedriger als man zunächst annehmen möchte. Aber nicht bloss von dem Grade der Intelligenz ist es abhängig, ob ein zu Entlassender dieser Klasse zuzuzählen sei, sondern vielmehr von der ganzen Persönlichkeit des Kranken und ihren Eigenschaften. Kleine Ursachen können hier grosse Wirkungen haben. Ein geistig sehr tief stehender Mensch kann sich recht wohl das zum Leben Nothwendige verdienen, während ein anderer, dessen Intelligenz viel höher steht, dies nicht vermag, wenn er seinen Mitmenschen durch irgend welche unangenehme Aeusserungen seiner Krankheit, z. B. heftige Affecte, das Zusammenleben mit ihm unerträglich macht.

Ist die krankhafte Verminderung der Intelligenz eine grössere oder wird der Entlassene durch krankhafte Erscheinungen im Verkehr mit der Welt stärker behindert, so wird er nicht im Stande sein, das zu seinem Lebensunterhalt Nothwendige selbst zu verdienen, er wird »hülfsbedürftig« werden, er wird die Hülfe der offenen Armenpflege nöthig haben. Nicht ist bei diesen Individuen die Schädigung ihrer Persönlichkeit so gross, dass sie aufhören selbstständige Personen zu sein. Die Geisteskranken, welche dieser zweiten Klasse der geistigen Invalidität zugehören, vermögen sich in der Welt noch zurecht zu finden, sie erregen keinen Anstoss, sie vermögen sich ihre Umgebung in gewissem Grade selbstständig zu gestalten; nur die zu ihrem Lebensunterhalte nothwendigen Mittel sind sie in Folge ihrer geistigen Unfähigkeit nicht im Stande selbst herbeizuschaffen. Sie sind nicht zu scheiden von den Hülfsbedürftigen, welche aus anderen Ursachen, in Folge hohen Alters, körperlicher Krankheit und Gebrechen nicht die hinreichenden Kräfte besitzen, um sich den nothdürftigen Lebensunterhalt zu verschaffen. Wird den Geistig-Invaliden dieser Klasse das Nothwendigste zum Leben von der Armenpflege-Behörde gewährt, so können sie, ohne dass Schwierigkeiten entstehen, den Hülfsbedürftigen aus anderen Ursachen angereiht, wie diese behandelt und unterstützt werden.

Es sind aber höhere Grade der Veränderung der Geisteskräfte häufig vorkommend bei entlassungsfähigen Geisteskranken, welche eine weitergehende Schädigung der Persönlichkeit des Kranken hervorrufen. Sie bilden die dritte Klasse der in Bezug auf den Grad ihrer Hülfsbedürftigkeit eingetheilten entlassungsfähigen Geisteskranken. Die gleiche praktische Wirkung, wie hochgradige Verminderung der Intelligenz, können solche krankhafte Eigenschaften für den Kranken haben, welche denselben in einem freien und ordnungsmässigen Verkehr mit der ihn umgebenden Aussenwelt dergestalt behindern, dass er ohne die Hülfe und die ihn umgebende Sorgfalt dritter Personen in der Welt nicht existiren kann. Derartige krankhafte Eigenschaften sind das Behaftetsein mit zeitweise auftretenden Anfällen von längerer Dauer, die mit Bewusstlosigkeit einhergehen, Mangel auch der einfachsten Reinlichkeit, auffallende Widerstandslosigkeit beim Genuss auch kleiner Mengen geistiger Getränke, Neigung zum Umherschweifen u. a. m. Die Fähigkeit einer selbstständigen Lebensführung ist den Geisteskranken dieser dritten Klasse gänzlich verloren gegangen; sie bedürfen der Anlehnung an geistig Gesunde, die sie leiten und in ihre Obhut nehmen. Ohne die Hülfe Geistesgesunder ist es ihnen auch mit einer Unterstützung unmöglich, sich ausserhalb einer Anstalt zu halten. Diese Kranken sind nicht allein »hülfsbedürftig«: sie sind zwar nicht mehr Anstaltspflege-bedürftig, so doch »besonderer Pflege bedürftig«. Es ist bei ihnen Hülfsbedürftigkeit höheren Grades, qualificirte Hülfsbedürftigkeit vorhanden.

Gemäss der geschilderten Verschiedenheit des Grades der geistigen Invalidität der zur Entlassung kommenden Geisteskranken müssen auch die Leistungen verschieden sein, durch welche ihre Hülfsbedürftigkeit zu heben ist. Der einfach Hülfsbedürftige, welcher der geistigen Invalidität zweiter Klasse zugehört, hört infolge seiner geistigen Insufficienz noch nicht auf, eine selbstständige Person zu sein, da er die Hülfe in Form einer Baarunterstützung selbst entgegennehmen und selbst verwerthen kann. Anders verhält es sich mit den besonderer Pflege bedürftigen entlassenen Geisteskranken der dritten Klasse. Diese Personen ausserhalb der Anstalt zu halten, ist nur möglich, wenn es gelingt, ihnen die Aufnahme in einen Hausstand zu erwirken, in welchem ihnen, wessen sie bedürfen, unmittelbar zu Gute kommt. Eine Unterstützung an solche Kranken in baarem Geld zu zahlen, ist nicht die geeignete Fürsorge; wenn ihm dieselbe die Möglichkeit eines Verbleibs ausserhalb der Anstalt gewähren soll, muss er dieselbe in Form von Speise und Trank, Lagerstätte und Obdach erhalten.

Die Behörde der offenen Armenpflege in Berlin ist die Armen-Direction. Die ausführenden Organe dieser Behörde, mit denen die entlassenen Geisteskranken, welche der offenen Armenpflege überwiesen werden, in unmittelbaren Verkehr zu treten haben, sind die Vorsteher und Mitglieder der Armen-Commissionen. Die Einrichtungen der offenen Armenpflege sind darauf zugeschnitten, dass es sich um die Unterstützung Geistesgesunder handelt, welche die nöthige Hülfe in Form einer Baarunterstützung empfangen und verwerthen können. Dementsprechend sind auch die Bestimmungen über die Unterstützungen getroffen. Die den Armen-Commissionen zu Gebote stehenden Mittel zur Unterstützung bestehen in: 1. »Almosen«, 2. »Extra-Unterstützungen«. Die Almosen sind diejenigen fortlaufenden Unterstützungen, welche bei andauernder Hülfsbedürftigkeit, namentlich durch hohes Alter, Siechthum oder Krankheit herbeigeführten dauernden Erwerbsunfähigkeit gewährt werden.*) Die Extra-Unterstützungen sind solche Unterstützungen, welche der Befriedigung

---

*) Geschäfts-Anweisung für die Armen-Commissionen der Stadt Berlin. Berlin. Gebr. Grunert. 1884. § 72.

eines vorübergehenden Bedürfnisses dienen.*) Von fortlaufenden Unterstützungen, welche regelmässig an einen andern als an den, dem die Unterstützung zu Gute kommen soll, gezahlt werden, weil der Unterstützte nicht im Stande ist dieselben zu verwerthen, kennt die Geschäftsanweisung der Armen-Commissionen nur die Beihülfe, welche an Mütter behufs Erziehung und Verpflegung ihrer Kinder bis zu ihrem 14. Lebensjahre gezahlt wird: »das Pflegegeld«. Eine fortlaufende Unterstützung für Erwachsene, welche wegen geistigen Defectes oder sonstiger krankhafter Eigenschaften des Geistes an den Hülfsbedürftigen selbst zu zahlen nicht im Interesse desselben liegt, sondern an eine dritte Person, die ihn verpflegt, gezahlt wird, also ein Pflegegeld, kennt die Geschäfts-Anweisung der Armen-Commissionen nicht. Dies hat natürlich nicht gehindert, dass die Armen-Commissionen in ganz bestimmten Fällen die Unterstützung auch für Erwachsene nicht an den, dem die Unterstützung zu Gute kommen sollte, sondern zeitweise oder fortlaufend an dritte Personen gezahlt haben, wenn jenes unthunlich oder auch nur, wie bei Trinkern, nicht wünschenswerth war. Es kam auch in der Praxis der Armen-Commissionen häufig genug vor, dass wegen geistiger Schwäche Unterstützungen nicht an die Hülfsbedürftigen selbst, sondern als Pflegegeld an dritte Personen gezahlt worden sind. Aber es ist der Auffassung der einzelnen Armen-Commissionen überlassen geblieben, in wieweit sie, wo kein offenkundiger Blödsinn vorlag, etwaiger geistiger Unselbständigkeit Rechnung tragen wollten. Ich will hier, vorgreifend, schon darauf hinweisen, wie häufig der Fall ist, dass ein entlassener Geisteskranker durchaus der dritten Klasse der geistig Invaliden angehört, d. h. der Fähigkeit geordneter selbständiger Lebensführung vollständig entbehrt, und doch irgend welche dem Laien erkennbare Zeichen von Geistestörung oder Schwachsinn nicht darbietet; wie dringend bedürftig ein viel grösserer Theil der entlassenen Geisteskranken der unmittelbaren Fürsorge dritter Personen ist, und zwar der unmittelbaren Fürsorge mit allen ihren Consequenzen, von denen die Ausschliessung jeder direkten Unterhandlung mit den Entlassenen selbst von Seiten der Armen-Behörde die wichtigste ist, wenn er ausserhalb der Anstalt in der offenen Armen-Pflege soll verbleiben können.

---

*) A. a. O. § 121.

Die Entlassung der vorstehend dargelegten Klassen der infolge Geisteskrankheit Invaliden macht dem verschiedenen Zustande ihrer Hülfsbedürftigkeit entsprechende Vorkehrungen von Seiten der entlassenden Anstalt nöthig. Die erste Klasse der nicht dauernd Hülfsbedürftigen, die in eigene Fürsorge zu entlassen sind, werden von der Anstalts-Direction entlassen, ohne andere Vorkehrungen zu treffen als, wenn erforderlich, eine einmalige »Unterstützung zur Entlassung«, entsprechend der »Extra-Unterstützung« der offenen Armen-Pflege, mitzugeben, welche dem Entlassenen den Uebergang in die eigene Fürsorge ermöglichen oder erleichtern soll. Behufs Leistung dieser je einmaligen bei der Entlassung zu zahlenden Unterstützungen besteht ein besonderer Fond zur Verfügung der Anstaltsleitung. Der Mitwirkung einer anderen Behörde bedarf es also bei der Entlassung dieser Klasse nicht. Die Entlassung macht keinerlei Schwierigkeiten oder Aufenthalt; nur sind eben die dieser Klasse Angehörigen so wenig zahlreich, dass sie wenig ins Gewicht fallen.

Anders ist es bei der Entlassung der zweiten Klasse Geistesinvalider, der voraussichtlich auf Zeit oder dauernd Hülfsbedürftigen. Diese werden wegen ihrer Hülfsbedürftigkeit nach ihrer Entlassung aus der Anstalt Gegenstand der Fürsorge einer andern Behörde, der Armen-Direction, welche über die vorhandene Hülfsbedürftigkeit selbständig befindet und zum Zwecke ihrer Entscheidung selbständig Erhebungen anstellt, die eine gewisse Zeit in Anspruch nehmen müssen. Die Entlassung der dieser zweiten Klasse Angehörigen ist also nicht ohne Weiteres möglich, wenn die Anstaltsleitung sie nicht will Gefahr laufen lassen, dass sie nach ihrer Entlassung eine Zeitlang ohne die ihnen nöthige Fürsorge sind. Es ist vielmehr hier schon rathsam, wenn auch nicht unbedingt nothwendig, vorheriges Einverständniss mit der Armen-Direction zu erzielen, zu welchem Zwecke sich die Anstaltsleitung vor der Entlassung mit der Armen-Direction in Verbindung setzen muss. Sie wird die Zahlung einer fortlaufenden Unterstützung, eines Almosens, bei der Armen-Direction beantragen und, nachdem dieselbe sich zur Zahlung eines solchen bereit erklärt hat, den Geisteskranken entlassen. Die Zahl auch der dieser Klasse Angehörenden ist eine geringe. Die Natur der Seelenstörung bringt es mit sich, dass in der Regel der Entlassene eine handlungsfähige Person nicht mehr sein wird, wenn die Schädigung des Geistes so gross ist, dass sie den Betreffenden zu einem Hülfsbedürftigen macht.

Bei weitem die Mehrzahl der für Entlassung aus den Irrenanstalten in Frage Kommenden gehören der dritten Klasse an, für
welche die Anerkennung ihrer Hülfsbedürftigkeit durch die Armen-
Direction, ihre Ueberweisung in die offene Armenpflege allein nicht
genügt, um sie aus der Anstalt entlassen zu können, sondern für
welche die Uebernahme der unmittelbaren Fürsorge durch dritte
Personen, z. B. Angehörige, nothwendig, oder doch im höchsten
Grade zweckmässig ist; weil die Entlassenen auch bei Zahlung einer
laufenden Unterstützung an sie nicht existiren können, sondern des
Eintritts in einen Hausstand, der ihnen eine unmittelbare Fürsorge
angedeihen lässt, bedürfen. Für die Entlassung dieser dritten Klasse
stellt sich also die Sache schwieriger, da es sich nicht allein um die
Bereitstellung von Mitteln durch die Armen-Direction handelt, sondern
auch um Ermittelung geeigneter Familien zur Aufnahme des Kranken,
wenn der Kranke keine Angehörigen hat; um die Erwägung, ob die
Verhältnisse der Angehörigen hinreichend Gewähr bieten, wenn er
solche hat. Während es bei der zweiten Klasse um einen ver-
hältnissmässig einfachen Act sich handelt, kommen bei der Entlassung der der dritten Klasse Angehörigen eine ganze Reihe von
Erwägungen ins Spiel, und es ist leicht einzusehen, dass nicht
selten beide in Frage kommenden Behörden ganz verschiedene
Auffassungen einzelner Punkte zur Geltung zu bringen bestrebt
sein werden.

Es soll erörtert werden, wie sich die Verhältnisse bei der Entlassung von solchen der Fürsorge dritter Personen Bedürftigen aus
der Irrenanstalt in praxi gestaltete. Der Anstaltsleitung fiel es ausschliesslich zu, eine zur Uebernahme des Kranken geeignete Person
zu ermitteln, während die Armen-Direction sich darauf beschränken
konnte, anzunehmen oder abzulehnen, ohne gebunden zu sein, im
Falle der Ablehnung etwas Besseres in Vorschlag zu bringen. Die
Armen-Direction brauchte sich mit der Entlassung hülfsbedürftiger
Geisteskranker aus der Anstalt in die offene Armenpflege erst dann
zu befassen, wenn die Anstaltsleitung bei ihr die Uebernahme eines
Kranken in eine bestimmte von der Anstaltsleitung ermittelte Pflegestelle beantragte. Es verbot sich der Anstaltsleitung durch die Natur
der Sache, da es sich eben um die Verpflegung Geisteskranker
handelte, der Armen-Direction etwa die zur Entlassung geeigneten
Geisteskranken mit dem Anheimgeben zur Verfügung zu stellen,
für die Unterbringung derselben in geeigneten Pflegestellen Sorge zu

tragen. Dass die Meinungen beider Behörden darüber, ob eine bestimmte Pflegestelle geeignet sei oder nicht, einen bestimmten Geisteskranken aufzunehmen, sehr häufig auseinander gingen, ist begreiflich genug. Die Anstaltsleitung verfügte gewiss über eine genauere Kenntniss der Person des Kranken, seines Zustandes, seiner Eigenschaften und der Bedürfnisse seiner Verpflegung. Die Armen-Direction auf der andern Seite war über die Persönlichkeit des zur Uebernahme des Kranken Vorgeschlagenen und seiner Familie, sowie über deren Wohnung dann wenigstens besser unterrichtet als die Anstaltsleitung, wenn die vorgeschlagene Pflegestelle innerhalb des Weichbildes der Stadt Berlin und nicht in der Nähe der Anstalt gelegen war, da sie in den Armen-Commissionen Organe mit genauer Kenntniss der örtlichen und persönlichen Verhältnisse ihres Bezirkes an der Hand hatte. Die Anstaltsleitung sah sich zuweilen in der Lage, aus psychiatrischen Gründen für einen Kranken eine bestimmte Pflegestelle als hervorragend oder allein geeignet in Vorschlag zu bringen, gegen deren Geeignetheit vom Standpunkt der Armen-Direction aus mit einem gewissen Rechte Einwendungen zu erheben waren, weil der Armen-Direction die Würdigung jener Gründe ohne eigene Kenntniss von der psychiatrischen Eigenart des Falles Schwierigkeiten machen musste. Die Abhängigkeit der Unterbringung eines Geisteskranken in eine bestimmte Pflegestelle gegen Entgelt von der Genehmigung der Armen-Direction, erschwerte der Anstalt nothwendigerweise die Beschaffung geeigneter Pflegestellen im höchsten Grade. Der Direction fiel die Mühe der Ermittelung solcher Pflegestellen zu, sie sah sich aber nicht in der Lage, demjenigen, mit welchem sie wegen Uebernahme der Pflege eines Geisteskranken unterhandelte, in Aussicht stellen zu können, dass das vorgeschlagene oder schon vorläufig getroffene Arrangement auch Anerkennung der Armen-Direction finden werde. Es musste den Bestrebungen der Anstaltsleitung, die Entlassung der nicht unbedingt Anstaltspflegebedürftigen aus der Anstalt in recht lebhaften Gang zu bringen, sehr hinderlich sein, wenn der Erfolg jedes einzelnen Falles von einem umständlichen Genehmigungsverfahren einer von andern Grundsätzen aus urtheilenden Behörde abhängig war. Die Frage, ob eine vorgeschlagene Pflegestelle geeignet sei oder nicht, war nicht der einzige Punkt, welcher bei den Verhandlungen beider Behörden Schwierigkeiten zu machen geeignet war. Die Festsetzung der Höhe des Pflegegeldes gab weitere Gelegenheit zu Meinungsverschiedenheit.

Die Festsetzung der Höhe des Pflegegeldes eines ihrer Fürsorge anheim fallenden Armen war natürlich unzweifelhaft Sache der Armen-Direction und die Armen-Direction wohl befugt und verpflichtet, ihren Standpunkt dem die Höhe der Pflegegelder betreffenden Vorschlag der Anstaltsleitung gegenüber zur Geltung zu bringen. Abweichungen der Ansichten mussten sich hier mit Nothwendigkeit ergeben. Es ist klar, dass auch dieses Verhältniss die Anstaltsleitung in der Ausführung ihrer Vorkehrungen zur Entlassung Geisteskranker aus der Anstalt in die Pflege dritter Personen in hohem Grade beschränkte und der Beschaffung geeigneter Pflegestellen hinderlich war. Denn die Anstaltsleitung war nicht in der Lage, den Personen, welche den Geisteskranken zu übernehmen in manchen Fällen nur mit Mühe überredet worden waren, eine bestimmte Entschädigung in Aussicht zu stellen. Der verschiedene Standpunkt, von dem die Behörde der Irrenanstaltspflege und die der offenen Armenpflege ausgingen, musste gerade in der Ansicht über die nothwendige Höhe des Pflegegeldes zum scharfen Ausdruck kommen. Die Anstaltsleitung konnte natürlich nie vergessen, dass es sich bei der Verpflegung der aus der Anstalt Entlassenen um Uebung der Armenpflege handelte, bei welcher der Grundsatz, nur das Nothwendige zu gewähren, zur Geltung zu kommen hatte. Es waren deshalb die Vorschläge betreffs der Höhe der Pflegegelder auch von der Anstaltsleitung durchaus von dem Gesichtspunkte aus, nur das Nothwendige gewähren zu wollen, getroffen; die Natur der Sache brachte es aber mit sich, dass die Höhe der in Vorschlag gebrachten Pflegegelder öfter über das gewöhnlich von der Armen-Direction für die Verpflegung invalider Hülfsbedürftiger an dritte Personen gezahlte Maass hinausging. Denn, um einen Geisteskranken ausserhalb der Anstalt erfolgreich halten zu können, ist öfter die Befriedigung gewisser Ansprüche des Geisteskranken nicht zu umgehen, wenn man nicht die Möglichkeit, den Kranken überhaupt ausserhalb der Anstalt zu verpflegen, ganz in Frage stellen will. Fernerhin stellte es sich zuweilen als durchaus nothwendig heraus, den Leuten, welche den Geisteskranken aufnehmen, ein Aequivalent zu bieten für das Ertragen von Unzuträglichkeiten, die mit der Anwesenheit der Geisteskranken inmitten der Familie untrennbar verbunden sind, wenn jene nicht das Interesse an dem Verweilen des Kranken ausserhalb der Anstalt rasch verlieren sollen. Die Kostspieligkeit der Anstaltsverpflegung liess der Anstaltsleitung ein gewisses Entgegenkommen bei gewissen derartigen

schwierigen Fällen als mit der Forderung grösster Sparsamkeit wohl
vereinbar erscheinen. Die Armen-Direction untersteht wie jede Armen-
Behörde der gebieterischen Forderung der Sparsamkeit, welche das
zu Gewährende auf das Nothwendige zu beschränken sich veranlasst
sieht. Hier musste nun von Seiten der Anstaltsleitung ihr gegenüber die Forderung gestellt werden, von dem Maasse, welches sich
für die Verpflegung invalider Hülfsbedürftiger herausgebildet, und
welches sich bewährt hatte, zu Gunsten mancher Geisteskranken abzugehen. Es wurde ihr die Förderung gestellt, ihre für die Ausübung der offenen Armenpflege anerkannten Grundsätze für eine
gewisse Klasse Armer nicht zur Anwendung zu bringen. Dass dieses
Verlangen auf Widerstand stossen musste, ist begreiflich. Die
Armen-Direction konnte sich der Erwägung nicht entziehen: ist der Zustand dieser zu Entlassenden ein
solcher, dass sie Gegenstand der offenen Armenpflege
werden können, dann müssen auch die Grundsätze, die
sich für die Ausübung der offenen Armenpflege in steter
Uebung herausgebildet und im Laufe der Jahre bewährt
haben, auf sie anwendbar sein; sind aber diese Grundsätze auf sie nicht anwendbar, dann ist der Zustand der
zu Entlassenden auch kein solcher, dass ihre Verpflegung
in der offenen Armenpflege zulässig ist. Für einen
grossen Theil der von der Anstaltsleitung für entlassungsfähig erachteten Geisteskranken wäre sonach der Austritt
aus der Anstalt unmöglich gewesen; die Anstalt wäre mit
einer Anzahl Individuen dauernd belastet gewesen, welche nach Ansicht der Anstaltsleitung wohl ausserhalb hätten verpflegt werden
können. In Folge davon wäre eine erhebliche Mehrbelastung der
an und für sich schon sehr kostspieligen Irrenpflege unausbleiblich
gewesen. Der Einsicht, dass es gerade im Interesse der Sparsamkeit
läge, lieber für einen Theil in offener Armenpflege befindlicher
Geisteskranker einen etwas höheren als sonst üblichen Verpflegungssatz zu zahlen, als sie in der viel theueren Anstaltspflege zu verpflegen, verschloss sich auch die Armen-Direction nicht und
machte dieselbe sie durchaus geneigt, von der Durchführung der
sonst üblichen Grundsätze der offenen Armenpflege trotz der in
obiger Erwägung zur Geltung kommenden Bedenken für einen Theil
der aus der Irrenanstalt Entlassenen abzusehen. Es ist gar nicht
zweifelhaft, dass sich ein Modus herausgebildet hätte, der in einer

der Sache vollständig gerecht werdenden Weise den Uebergang der
entlassungsfähigen hülfsbedürftigen Geisteskranken aus der geschlossenen Armenpflege der Anstalt in die offene Armenpflege der
Armen-Direction zur Zufriedenheit beider Behörden geregelt hätte,
wenn nicht andere Umstände einer solchen Entwickelung hinderlich
gewesen wären. Die Armen-Direction, welche nur wünschen konnte,
zur Verlangsamung des Anschwellens des Etats der Irrenpflege sehr
viel dadurch beitragen zu können, dass sie durch rechtes Entgegenkommen den Uebergang zahlreicher Geisteskranker aus der Anstalt
in die offene Armenpflege erleichterte und beschleunigte, war wohl
im Stande, das Verhältniss der Anstaltspflege zur offenen Armenpflege richtig zu beurtheilen und bei ihren Entschliessungen von der
richtigen Einsicht in dieses Verhältniss auszugehen; nicht so die
Mehrzahl der Mitglieder der Armen-Commissionen. Die Armen-
Direction in Berlin ist in hohem Grade auf die Mitwirkung dieser
ehrenamtlichen, ohne Entgelt verwalteten Bezirks-Behörden angewiesen. Ohne dieselben würde die Armenpflege nicht mit der
Schnelligkeit, mit dem Eingehen in die Einzelheiten der persönlichen und localen Fragen ausgeübt werden können, von dem die
Wirksamkeit einer guten Armenpflege abhängig ist. Sollte die Arbeit
dieser Männer durch bezahlte Beamte geleistet werden, so würden
die Kosten der Armenpflege zu unerschwinglicher Höhe anschwellen
und wohl auch der Sache selbst kaum zum Vortheil gedient sein.
Die Herren der Armen-Commissionen, welche gute Bürger, aber keine
Fachleute sind, gehen bei der Auffassung ihrer Thätigkeit von anderen Gesichtspunkten aus, als eine Behörde. Die Ansichten der
Armen-Commissionen über die Aufgaben der geschlossenen Armenpflege, speciell der Irrenanstalten, und ihr Verhältniss zur offenen
Armenpflege können auf diese Weise nicht selten beträchtlich von
denen der Armen-Direction abweichen, und diese abweichenden Ansichten zur Geltung zu bringen, gewährt die Organisation der offenen
Armenpflege in Berlin den Armen-Commissionen genug Spielraum.
Ein Mangel an Entgegenkommen von Seiten der Armen-Commissionen
war nicht selten unverkennbar, wenn es sich um Austritt Geisteskranker aus der Anstalt in die offene Armenpflege handelte. Die
Nothwendigkeit, in gewissen Fällen von den sonst üblichen Grundsätzen der offenen Armenpflege abzugehen, wurde häufig nicht anerkannt. Es wurde übersehen, dass es gerade die rechte Sparsamkeit
sei, durch Zahlung eines angemessen hohen Pflegegeldes den Austritt

recht vieler Geisteskranker aus der viel theuereren Irrenanstaltspflege
zu ermöglichen. Die Erfolge einer versuchten Beeinflussung von
Seiten der Armen-Direction, um ein grösseres Entgegenkommen
hervorzurufen, waren gering. Die Armen-Commissionen zeigten sich
den einschlägigen Anregungen der Armen-Direction gegenüber un-
zugänglich und betonten ihr Recht, nach eigenem Ermessen zu entscheiden und ihre Pflicht, das zu thun, was sie für das der Gemeinde wie den Kranken Erspriessliche erachteten. Aber nicht allein
in Folge eifrig gehüteter Selbstständigkeit der Armen-Commissionen
blieb die erwünschte sachgemässere Erledigung der Angelegenheiten
der in die offene Armenpflege übertretenden Geisteskranken aus, als
auch namentlich, weil es nicht zur Entstehung einer Sachkenntniss
verbürgenden Tradition in Bezug auf unsere Angelegenheit im Schoosse
der Armen-Commissionen kommen konnte. Es war sowohl der
Wechsel in der Person der Mitglieder der Armen-Commissionen, als
auch die Thatsache, dass ja bei der grossen Zahl der Armen-
Commissionen im Vergleich zu der Zahl der jährlich zur Entlassung
kommenden hülfsbedürftigen Geisteskranken jede Armen-Commission
so selten Gelegenheit hatte, sich mit unserer Frage zu beschäftigen,
was bewirkte, dass für den Einzelnen von der Gewinnung einer Erfahrung in der Beurtheilung dieser Frage keine Rede sein konnte.

Wie wenig die Armen-Commissionen geeignet waren, auf die
Absichten der Anstalts-Behörden wie der Armen-Direction einzugehen, zeigte sich auch in der Weise, wie die Absicht des Pflegers,
einen Geisteskranken gegen Entgelt aufzunehmen, vielfach beurtheilt
wurde. Während die Anstalt wegen unangenehmer Eigenschaften
des Geisteskranken Mühe gehabt hatte, den Pfleger zur Uebernahme
zu bewegen, und fast ein gewisses Gefühl der Erkenntlichkeit gegen
den Pfleger dafür haben musste, dass er den Geisteskranken, der
auch in der Anstalt sich unangenehm bemerkbar gemacht hatte,
aufnahm, zeigten die Armén-Commissionen mehrfach, dass sie bei
dem Pfleger nur die Absicht voraussetzten, sich auf Kosten der
Stadt und zum Nachtheil der Verpflegung des Geisteskranken zu
bereichern. Die Armen-Commissionen sahen oft in der Inpflegegabe ein Beneficium an den Pfleger dort, wo die Anstalt der Meinung war, dass der Pfleger in gewissem Sinne sich die Anstalt
verpflichte durch Uebernahme des Geisteskranken.

Ein weiteres Hinderniss noch, das die Anstaltsbehörden in ihrer
Thätigkeit zur Betreibung der Entlassung hülfsbedürftiger Geistes-

kranker lähmte, war der beträchtliche Zeitverlust, der sich mit Nothwendigkeit aus der Betheiligung zweier Behörden bei der Ausführung
des Austrittes Hülfsbedürftiger aus der Anstalt ergab. . Der Geschäftsgang war etwa der folgende: Die Direction der Irrenanstalt suchte
unter Vorlegung der die Person des Kranken betreffenden Special-
Acte der Anstalt die Genehmigung der Armen-Direction zur Entlassung
des Geisteskranken in die ermittelte Pflegestelle nach unter Beantragung eines Pflegegeldes mit Begründung der Angemessenheit des
beantragten Pflegegeldes und gleichzeitiger gutachtlicher Aeusserung
über die Pflegestelle. Die Armen-Direction veranlasste sodann die
Armen-Commission des Bezirkes, wo der Pfleger wohnte, zur Begutachtung der Pflegestelle und hörte sie über die Höhe des Pflegegeldes.
Auf Grund des eingegangenen Berichtes der Armen-Commission machte
sich sodann die Armen-Direction schlüssig und theilte, wenn gegen
die Pflegestelle Bedenken nicht vorwalteten, der Direction der Anstalt
mit, dass sie bereit sei, den Kranken zu übernehmen, und ein Pflegegeld von der und der Höhe zahlen werde, mit dem Anheimgeben,
den Geisteskranken zu entlassen und den Entlassungstag der Armen-
Direction mitzutheilen. Nachdem solches geschehen, ertheilte die
Armen-Direction Ordre zur Zahlung eines Pflegegeldes durch die
Armen-Commission des Bezirkes. Die Abwickelung des Geschäftes
auf diese Weise nahm Wochen in Anspruch; erhoben sich Meinungs-
verschiedenheiten, so konnten sich die Verhandlungen noch länger
hinziehen. Ein noch grösserer Zeitverlust ergab sich, wenn die unter
Antrag gestellte Pflegestelle nicht innerhalb des Weichbildes der
Stadt Berlin, sondern, wie so häufig, ausserhalb in Vorortsgemeinden
sich befand, und die Verhandlungen unter Inanspruchnahme der
Gemeinde-Behörden dieser Orte geführt werden mussten, welche nicht
nur kein Interesse an der Angelegenheit hatten, sondern im Gegentheil öfter zu hindern sich bestrebten.

Durch das Aussenstehen der Entscheidung der Armen-Direction
gerieth die Anstaltsleitung in ein Dilemma. Der Kranke drängte
hinaus; er konnte auch als der Anstaltspflege bedürftig nicht mehr
erachtet werden, musste demgemäss nach dem Reglement der Anstalt
entlassen werden. Die Genehmigung der Armen-Direction zur Entlassung des Kranken in die vorgeschlagene Pflegestelle und Anweisung
des Pflegegeldes war aber noch nicht eingetroffen. Sollte man den
Kranken, trotzdem er der Anstaltspflege nicht mehr bedürftig war,
über die Zeit hinaus in der Anstalt behalten, wo doch eine Entlastung

derselben durch möglichst zahlreiche Entlassungen so wünschenswerth
war? Oder sollte man aufs Ungewisse vor Genehmigung der Pflegestelle durch die Armen-Direction den Kranken in dieselbe entlassen?
Die Umstände führten sehr häufig die Entscheidung im Sinne des
Austritts aus der Anstalt herbei, bevor ein Pflegegeld angewiesen war.
Es wurde dies dann in der Form bewerkstelligt, dass der Kranke
mit einer einmaligen Unterstützung zunächst nur beurlaubt wurde.
Besonders dann musste von dieser Auskunft Gebrauch gemacht werden,
wenn die Befürchtung drohte, dass die ermittelte Pflegestelle bei
längerem Zuwarten würde verloren gehen; der Pfleger wollte vielleicht
einen weiteren Verlust infolge Leerstehens seiner Wohnung durch
längeres Warten nicht erdulden. Ferner ging die Anstalt mit der
Entlassung vor dann, wenn man anzunehmen Ursache hatte, dass
das Befinden des Kranken durch einen längeren Aufenthalt in der
Anstalt sich verschlechtern würde; wie dies bei manchen Kranken
vorkommt, wenn ihre Besserung in der Anstalt einen gewissen Grad
erreicht hat. Häufig war es auch der Fall, dass man eine gerade
sich bietende Gelegenheit nicht wollte vorübergehen lassen, einen
besonders schwierig zu behandelnden Kranken in eine geeignete
Pflegestelle zu entlassen, den man sonst vielleicht noch lange hätte
müssen in der Anstalt behalten. Nun kann es aber geschehen,
dass, ehe die Pflegegeldzahlung durch die Armen-Commission eintritt,
die mitgegebene Unterstützung verbraucht ist. Der Kranke hat sich
vergeblich bemüht, sein Almosen von der Armen-Commission zu
erhalten. Die Anweisung ist aber noch nicht eingetroffen oder die
Armen-Commission hat, als sie den Kranken gesehen, der den Eindruck eines durchaus arbeitsfähigen Menschen macht, Zweifel an
seiner Hülfsbedürftigkeit bekommen, oder der Kranke hat, um seine
Unterstützung zu erhalten, infolge seines Schwachsinns es so ungeeignet
als möglich angefangen. Der Kranke hat vergebliche Gänge gemacht,
er ist verstimmt darüber; es tritt selbst wirkliche Noth an ihn heran,
und die Verstimmung vertieft sich zu einer krankhaften Stimmungs-
anomalie. Dies Alles fällt in eine Zeit, wo der Kranke eben aus der
Anstalt entlassen ist, in der er sich vielleicht sehr lange befunden.
Er ist des Aufenthaltes in der Aussenwelt entwöhnt; in der Anstalt
sorgten Andere für ihn, er kümmerte sich um nichts, nun soll er
selbst handeln. Die Eindrücke, die das Leben ausserhalb der Anstalt
mit sich bringt, stürmen stark auf ein vielleicht reizbares Gemüth
ein; sie können verstärkt und vertieft werden durch eine einzige

kleine Abweisung, die ihn getroffen hat. Da ist es kein Wunder, wenn bei vielen Kranken der grösste Theil der durch den Anstalts-aufenthalt erzielten Besserung in manchmal ganz kurzer Zeit wieder verloren geht. Der Kranke erscheint nun hülfesuchend in der Anstalt; die Anstalt kann ihn aber nicht unterstützen, da sie über Mittel für ausserhalb der Anstalt befindliche Kranke nicht verfügt. Der Zustand des Kranken hat sich etwas verschlechtert; manchmal nur ganz un-merklich, es ist eine leichte Depression vorhanden; manchmal ist eine stärkere da derart, der Kranke spricht Selbstmordgedanken aus; der Potator hat, um sich zu trösten, wieder zur Flasche gegriffen, ist etwas erregt. Das Endergebniss dieser vorläufigen Beurlaubungen ist in einer grossen Anzahl der Fälle: Der Kranke ist wieder der Anstalts-pflege bedürftig, entweder wegen seines Zustandes oder weil er mangels eines anderen Unterkommens ausserhalb der Anstalt nicht bleiben kann, also bedingt anstaltspflegebedürftig ist. Er wird dementsprechend wieder aufgenommen und die ganze Mühe war für diesmal umsonst aufgewendet. Dies war der Cirkel, in dem die Dinge sich oft bewegten.

Wenn es aber auch geglückt war, einen Geisteskranken in die offene Armenpflege übergehen zu lassen, so waren damit die Schwierig-keiten nicht beseitigt, für die Entlassenen begannen sie oft erst recht von Neuem. Die Armen-Commissionen, denen die Zahlung der Almosen obliegt, sind durch sehr bestimmt lautende Vorschriften auf möglichste Sparsamkeit hingewiesen und sie üben dieselbe auch im eigenen Interesse als Bürger der Stadt, deren Gemeinwesen sie aus ihren eigenen Mitteln unterhalten. Insbesondere sind die Armen-Commissionen angewiesen, bei wieder eingetretener bezw. gebesserter Arbeitsfähigkeit die Unterstützung abzusetzen bezw. in ihrer Höhe zu verringern. Diese Vorschrift auf entlassene Geisteskranke anzuwenden, waren viele Armen-Commissionen zu schnell bereit. Sie glaubten, den Anforderungen der Sparsamkeit dadurch gerecht zu werden, dass sie einige Monate nach dem Austritt des Kranken aus der Anstalt, in der Meinung, der Kranke müsse unterdess theilweise oder ganz erwerbsfähig geworden sein, an der Unterstützung Abstriche vornahmen oder gar Streichung derselben eintreten liessen. Diese hier übel angebrachte Sparsamkeit mit vorzeitiger Verringerung der Unterstützung war es namentlich, welche auf das Verbleiben des Kranken ausserhalb der Anstalt in der offenen Armenpflege schädlich wirkte und, in derselben Weise wie die Verzögerung der Anweisung des Pflegegeldes, die Veranlassung wurde, dass die Kranken unter Verschlechterung ihres Befindens die

Anstalt wieder aufsuchten und hier Aufnahme findend der theueren Anstaltspflege wieder zufielen. Es wird also durch jene Bethätigung der Sparsamkeit von Seiten der Armen-Commissionen das Gegentheil von der erwünschten Wirkung erreicht, nämlich eine beträchtliche Mehrausgabe für die Gemeinde.

Neben dem falschen finanziellen Gesichtspunkt war für eine gedeihliche Entwickelung der Verpflegung Geisteskranker in der offenen Armenpflege die Art und Weise hinderlich, wie die Armen-Commissionen sich zu den Kranken als Personen stellten. Die Mitglieder der Armen-Commissionen fassten (wie schon angedeutet) die entlassenen hülfsbedürftigen Geisteskranken als selbstständige handlungsfähige Personen auf, solange nicht augenscheinlicher Blödsinn vorlag, und verlangten von ihnen die Erfüllung der bei Genuss eines Almosens einzuhaltenden Formalitäten. Einige glaubten corrigirend auf gewisse krankhafte Bethätigungen der Entlassenen einwirken zu sollen und verwiesen ihnen solche als Ungebührlichkeiten. Dass dies üble Erfahrungen für die Herren der Armen-Commissionen im Gefolge hatte, war natürlich. Es ist begreiflich, dass solche unangenehme Erlebnisse bei vielen von ihnen die Ueberzeugung befestigen mussten von der gänzlichen Unzweckmässigkeit des Aufenthaltes Geisteskranker ausserhalb der Anstalt. Solche Ueberzeugung war dem möglichst ausgedehnten Verbleib hülfsbedürftiger Geisteskranker in der offenen Armenpflege nicht gerade förderlich.

Die Erklärung für das Verhalten der Armen-Commissionen liegt in dem Mangel an Einsicht in das besondere Wesen der Geisteskranken. Aus diesem Mangel an psychiatrischer Einsicht kann Niemand diesen Herren, von denen es zweifellos ist, dass sie das Wohl der Stadt mit dem der Kranken vereinigen und das Erspriessliche thun wollen, irgend einen Vorwurf machen. Denn psychiatrisches Verständniss ist eine Sache, die auch die meisten Irrenärzte sich nur in jahrelangem Verkehr mit Kranken unter darauf gerichtetem Fleiss und Arbeit erwerben. Wie schwer für Laien ist der Verkehr mit gewissen Kranken, z. B. solchen mit querulatorischen Neigungen. Und gerade diese Querulanten sind es, welche der Anstaltspflege nur sehr bedingt bedürftig und für die Familienpflege ganz besonders geeignet sind, ja sich in der Anstalt vielfach verschlechtern. Wie leicht geschieht es bei Alkoholisten, dass das Krankhafte ihres Treibens verkannt wird und der Fall von der ethischen Seite genommen wird; ein schweres Laster dort angenommen wird, wo ein schweres Leiden vorliegt. Wie schwer sind manchmal Kranke mit periodischen Zuständen in Bezug auf ihre Erwerbsfähigkeit richtig zu beurtheilen, wenn man die früheren Beobachtungen nicht kennt und den Kranken zu einer günstigen Zeit zu sehen bekommt. Gerade die periodischen Zustände waren es (die Epilektiker sind dahin zu zählen), welche in der Beurtheilung den Armen-Commissionen Schwierigkeiten machten und zu Missgriffen Veranlassung gaben. Es ist hier in Betracht zu ziehen, dass die entlassenen Geisteskranken z. Th. körperlich wohl und selbst stark aussehen, und demgemäss von ihnen, wenn sie kein abnormes Verhalten oder erkennbares Leiden zur Schau trugen, vorausgesetzt wurde, dass sie die hinreichenden Kräfte besässen und wohl geeignet seien, sich den nothdürftigen Lebensunterhalt zu verschaffen. Ein Mangel an Einsicht in das krankhafte Wesen des Treibens vieler Kranken zeigte sich namentlich auch in der Beurtheilung, welche die Neigung so vieler Kranken, ihre Pflegestelle häufig zu wechseln, fand. Bei vielen Geisteskranken ist ein Hang zur Unstätheit vorhanden, der sie niemals lange an einem Orte aushalten lässt, sondern sie treibt, einen Wechsel ihrer Umgebung vorzunehmen. Mit diesem Hange muss man sich unter allen Umständen abfinden, den daraus entspringenden Wünschen nach Veränderung entsprechen, wenn man die Kranken ausserhalb der Anstalt halten will; und dass der Kranke in der Irrenanstalt bleiben müsse, dafür kann doch nicht diese krankhafte Unstätheit als hinreichender Grund angesehen werden. Diesen Kranken nun gegenüber, welche jene unglückliche Neigung hatten, verhielten sich die Armen-Commissionen besonders ablehnend. Es war dies in den Verhältnissen begründet; die Umstände, welche mit häufigem Verzug aus dem Bezirke der einen Armen-Commission in den der anderen verbunden sind, sind zu grosse, als dass sie dem Verbleiben dieser Kranken ausserhalb der Anstalt förderlich gewesen wären. Ein von dem Kranken eigenmächtig und ohne vorherige Billigung der Armen-Commission vorgenommener Wechsel der Pflegestelle war eine häufige Ursache, dass die Kranken wieder zur Aufnahme in die Anstalt gelangten. Auch waren die Commissionen, Wünschen der Kranken auf baldigen Pflegewechsel, wenn solche zur Kenntniss der Armen-Commissionen gelangten und dieselben ihnen nachzukommen geneigt waren, häufig deshalb nicht in der Lage zu entsprechen, weil ihnen eine Auswahl geeigneter Pflegestellen in dem eigenen Bezirk nicht zur Verfügung stand.

Es soll nun auch nicht unerwähnt bleiben, dass das Verhalten vieler Geisteskranken nicht derart war, um die Herren der Armen-Commissionen irgend wie für sie einzunehmen; im Gegentheil, es kam zu unangenehmen Vorkommnissen. Die Entlassenen betrugen sich vielfach trotzig, ausfallend und machten sich durch ihr Benehmen sonstwie unangenehm, sodass der Verkehr mit ihnen vielfach als ein unerwünschter und lästiger empfunden wurde. Es ist ja für jeden Nichtpsychiater eine nahe Berührung mit Geisteskranken keine angenehme Sache. Laien, wie es die Mitglieder der Armen-Commissionen sind, können in der Beurtheilung des Betragens der Geisteskranken nicht auf den Standpunkt des Psychiaters sich stellen. Die Fähigkeit der Auffassung des vom Gewöhnlichen und Ordnungsmässigen abweichenden Verhaltens der Geisteskranken als einer krankhaften Aeusserung der Seelenthätigkeit und des dieser Auffassung entsprechenden richtigen Handelns ist dem Irren-Arzt durch eine besondere Schulung zu Theil geworden, und es ist nicht zu verwundern, wenn Laien ohne dieselbe einen Maassstab an das Verhalten der Geisteskranken anlegen, der diesen nicht gerecht wird. So war es möglich, dass Mitglieder der Armen-Commissionen sich von Geisteskranken beleidigt glauben konnten; dass Bosheit, Niederträchtigkeit, Faulheit dort angenommen wurden, wo solche nicht vorhanden waren. Weitere Schwierigkeiten ergaben sich bei einer gewissen Categorie Kranker, die sich fast allem, was an sie herantritt, feindlich gegenüberzustellen pflegen. Es konnte nicht ausbleiben, dass ein Theil derselben auch den Armen-Commissionen gegenüber diesen Standpunkt einnahmen. Sie verhielten sich einer Unterstützung durch die Armen-Commissionen gegenüber durchaus ablehnend. Es giebt Kranke, die obwohl geeignet, mit einer laufenden Unterstützung sich ausserhalb der Anstalt zu halten, infolge irgend welcher krankhaften Vorstellungen, die sie beherrschen, durchaus nicht zu bewegen sind, die mit Auszahlung der Unterstützung verbundenen kleinen Förmlichkeiten auszuführen, sei es auch nur der Gang zum Vorsteher der Commission, um die Unterstützung in Empfang zu nehmen. Es ist einer der Grundsätze der öffentlichen Armenpflege, Hülfe nur dort zu gewähren, wo sie verlangt wird. Eine Verpflichtung zur Unterstützung Hülfsbedürftiger kann nur dann als vorliegend erachtet werden, wenn die Hülfe der Armenbehörde auch wirklich angerufen wird. »Die polizeiliche Armenpflege giebt, wenn verlangt wird; sie sucht nicht, wem sie geben könnte. Die polizeiliche Armenpflege ist abwartend

und zurückhaltend, nicht entgegenkommend.« *) Da diese Grundsätze
nicht verlassen werden können, wenn die Armenpflege nicht den
festen Boden unter den Füssen verlieren soll, ist es klar, dass das
Verbleiben Geisteskranker mit oben beschriebenen Neigungen in der
offenen Armenpflege eine Unmöglichkeit ist, so geeignet sie auch
sonst für die Verpflegung ausserhalb der Anstalt sein mögen.

Wie gross die Schwierigkeiten beim Austritt eines Geisteskranken
aus der Anstalt auch gewesen sein mochten, es machte oft keine
geringere Mühe, ihn dann auch ausserhalb der Anstalt zu erhalten.
Obgleich die Entlassenen Gegenstand der offenen Armenpflege waren,
also der Armen-Direction unterstellt waren, die Direction der Anstalt
somit keine Befugnisse mehr, für sie zu sorgen, besass, pflegten sich
diese Menschen doch an die Anstalt zu wenden, sowie sie während
ihres Aufenthaltes ausserhalb auf Schwierigkeiten stiessen, und die
Anstalt, welche sich der Verpflichtung nicht für entbunden erachten
konnte, derselben soweit angängig sich anzunehmen, war genöthigt,
die Angelegenheiten des Kranken von Neuem zum Gegenstand eines
Schriftwechsels zu machen.

Die vorgehends geschilderten Unzuträglichkeiten, die sich heraus-
stellten beim Uebergange Geisteskranker aus der Pflege der Irrenanstalt in die offene Armenpflege und während der Verpflegung
derselben in der offenen Armenpflege machten sich in gleichem
Maasse den Behörden beider Verwaltungen, dem Curatorium der
Irrenanstalt, wie der Armen-Direction bemerkbar. Die Schuld an
den Schwierigkeiten lag nicht bei den Behörden, sondern diese waren
eine Folge der Verhältnisse. Man bemühte sich auf beiden Seiten,
das unter den gegebenen Verhältnissen Erreichbare zum Wohle der
Geisteskranken durchzuführen und eine Anhäufung Kranker, die der
Anstaltspflege nicht unbedingt bedürftig waren, in der Irrenanstalt
hintanzuhalten. Die Anstalt liess nicht nach, fort und fort Kranke,
sobald als sie irgend des Anstaltsaufenthaltes entbehren konnten, zu
entlassen und für eine den besonderen Umständen jedes einzelnen
Falles angemessene Unterstützung bei der Armen-Direction sich zu
verwenden. Und die Armen-Direction ermüdete nicht, auch diesen
unglücklichsten der Menschen das den besonderen Umständen ihrer

---

*) Dr. Strassmann. Bericht über die Gemeinde-Verwaltung der Stadt
Berlin 1861 bis 1876. II. Heft. Seite 416.

Hülfsbedürftigkeit Angemessene zukommen zu lassen, soweit es die
Organisation der für die Verpflegung jener nicht zugeschnittenen
Armenpflege irgend zuliess. Dass in der Richtung einer Entlastung
der Anstalt von der Pflege nicht unbedingt anstaltspflegebedürftiger
Geisteskranker das Mögliche trotz der hindernden Verhältnisse gethan
wurde, geht daraus hervor, dass eine vom Bestand des 1. April 1886
vorgenommene Zählung der in der Anstalt vorhandenen Geisteskranken, welche für eine freiere Verpflegung, einschliesslich der
colonialen, geeignet waren, mit 19,5 % eine Verminderung dieser
Geisteskranken um 7,7 % ergeben hatte, im Vergleich zu einer
Zählung, welche zu gleichem Zwecke vom Bestand des 1. Juli 1883
gemacht worden war.*) Man hatte aber auf Seiten der Irrenanstalt
wie der Armenbehörde schon längst eingesehen, dass der verfolgte
Weg nicht in erwünschter Weise zum Ziele führe. Das Maass der
Arbeit, welches der Uebergang eines einzelnen Geisteskranken aus
der Fürsorge der Irrenanstalt in die der Armen-Direction erforderte,
stand in einem zu grossen Missverhältniss zum Erreichten, wenn wie
so häufig, der Uebergang nur für kurze Zeit erfolgen konnte. Man
hatte den dringenden Wunsch nach einer Erleichterung, musste sich
aber sagen, dass es mit einer blossen Vereinfachung der Verhandlungen,
unter der vielleicht wieder die Gründlichkeit leide, schwerlich würde
gethan sein. Man wusste, dass eine Vereinfachung des Geschäfts-
ganges die erwünschte Abkürzung des Verfahrens nicht würde bringen
können, denn an Entgegenkommen hatte es die Armen-Direction nicht
fehlen lassen, z. B. durch Eingehen auf die Forderung höherer
Pflegegeldsätze. Die Ursachen der Unzuträglichkeiten lagen tiefer,
es war eben der Widerspruch nicht auszugleichen, der sich daraus
ergab, dass der offenen Armenpflege Geisteskranke zur Fürsorge
überwiesen wurden, auf deren Verpflegung die sonst in der offenen
Armenpflege üblichen Grundsätze nicht angewendet werden konnten.
Mochte die Armen-Direction noch so einsichtsvoll sein in der
Bewilligung reichlicher als gewöhnlich bemessener Pflegegelder, die
Armen-Commissionen waren der Individualisirung der Pflegegeldsätze
entgegen und strebten immer wieder der auf geistig Gesunde wohl
anwendbaren Schablonisirung derselben zu. Es liess sich nicht verhindern, dass die Armen-Commissionen mit einem gewissen Recht

---

*) Verwaltungs-Bericht des Magistrats zu Berlin für die Zeit vom
1. April 1886 bis 31. März 1887. No. XV. Bericht der Irrenanstalt der
Stadt Berlin zu Dalldorf. Seite 2.

in der Zuertheilung von Geisteskranken an die offene Armenpflege
eine Belastung der Bezirksarmen-Behörden sahen, welche über das
ordnungsmässig von ihnen zu Leistende hinausging. Es war also
eine Unzulänglichkeit der Organisation der Armenpflege bei der
Erfüllung einer besonderen Aufgabe, für welche sie nicht geschaffen
war, vorliegend, und es konnte sich nur um Aenderung der Organisation oder eine Neuschaffung handeln. Es war klar, dass eine
Aenderung der Organisation der Armenpflege gänzlich ausgeschlossen
war, da die Versorgung der von der Irrenanstalt entlassenen Hülfsbedürftigen eben nur einer von den so mannigfachen Fällen war,
in denen die Fürsorge der Armen-Direction einzutreten hat. Es
konnte also nur eine Neu-Organisation in Frage kommen. Sowohl
das Curatorium der Anstalt, wie die Armen-Direction waren einer solchen
ernstlich geneigt. Es handelte sich nur um die schwierige Frage,
in welcher Form eine solche auszuführen sei. Anhaltspunkte für
Beurtheilung dieser Frage hatten Beobachtungen gegeben, die Anfang
der achtziger Jahre in Dalldorf gemacht wurden.

Herr Medicinalrath Sander hatte während der Jahre 1883 und 84
im Interesse des Schicksals der aus der Anstalt in Fürsorge der
Armen-Direction entlassenen Geisteskranken für eine Anzahl solcher
in der Nähe der Anstalt untergebrachter Kranken eine ärztliche
Beobachtung privater Natur eingerichtet. Es waren dies, wie mir
Herr Oberarzt Dr. Otto in Herzberge, der sich an dieser Beobachtung
betheiligte, mitzutheilen die Güte hatte, 15 weibliche und 1 männlicher Kranker. Die Art der Erkrankung dieser Entlassenen liess
eine solche ärztliche Ueberwachung wünschenswerth erscheinen. Die
Resultate dieser propädeutischen Einrichtung waren sehr
wichtig. Sie zeigten, dass Geisteskranke ausserhalb der
Anstalt verpflegt, sich gut hielten, wenn die äusseren
Umstände angemessen waren, — sie zeigten die Erspriesslichkeit und Zweckmässigkeit einer ärztlichen Beobachtung aller diese Kranken betreffenden Verhältnisse,
welche das Verbleiben derselben ausserhalb der Anstalt
in hohem Grade begünstigte, — sie zeigten ferner die
Ausführbarkeit einer solchen Beaufsichtigung von der
Anstalt aus. Auf Grund dieser gemachten günstigen Erfahrungen konnte die Unterstellung eines Theiles der aus
der Anstalt entlassenen hilfsbedürftigen Geisteskranken
unter die Verwaltung der Irrenanstalt ernstlich in

Erwägung gezogen werden. Es erschien die Abtrennung der hülfsbedürftigen Entlassenen, deren Zustand die Durchführung der sonst in der Verwaltung der offenen Armenpflege üblichen Grundsätze nicht erlaubte, aus der Fürsorge der Armen-Direction als das Naturgemässe. Das Curatorium der Irrenanstalt war mit der Armen-Direction im Princip der Abtrennung einverstanden, nur über die Art der Abgrenzung konnte Meinungsverschiedenheit bestehen. Und auch über die Abgrenzung gelang es Uebereinstimmung zu erzielen in einigen Conferenzen, die von Mitgliedern der Behörden der Irrenanstalt und der Armenpflege im Jahre 1885 stattfanden. Es betheiligten sich an diesen Conferenzen vom Curatorium der Irrenanstalt: Die Herren Stadträthe Wolff und Weise und Herr Stadtschulrath Prof. Bertram, von den Anstaltsbeamten: Herr Medicinalrath Sander, von der Armen-Direction: Herr Stadtrath Noeldechen. Es bestand Uebereinstimmung der Meinungen darüber, »dass es für einen Theil der Kranken wünschenswerth sei, dass sie auch nach ihrer Entlassung aus der Irrenanstalt Objecte der Irrenpflege blieben«. Betreffs der Abgrenzung einigte man sich dahin, »dass es der Entscheidung der Anstalt zu überlassen sei, ob der zu Entlassende jener Categorie angehöre, und es für die Entscheidung dieser Frage gleichgültig sein solle, ob der zu Entlassende zu Angehörigen oder zu Fremden gegeben werden solle«. Als Ergebniss der erwähnten Conferenzen kam unter dem 7. Juli 1885 zwischen dem Curatorium der Irrenanstalt und der Armen-Direction eine Vereinbarung zu Stande. Nach derselben waren bei der Entlassung hülfsbedürftiger Geisteskranker zwei Kategorien zu unterscheiden: »1. Geisteskranke, bei denen nach ihrer Entlassung aus der Irrenanstalt eine psychiatrische Aufsicht seitens der Anstalt nothwendig bleibt; 2. Geisteskranke, für die nach ihrer Entlassung aus der Irrenanstalt eine psychiatrische Aufsicht nicht ferner erforderlich ist.« In Betreff der Fürsorge für diese beiden Categorien Entlassener setzte die Vereinbarung fest, »dass für Geisteskranke der ersten Categorie die Armen-Direction in keiner Weise zu sorgen, noch bei ihrer Entlassung mitzuwirken hat, sie bleiben ungeachtet ihrer Entlassung Objecte der Irrenpflege und sind deshalb die Kosten ihrer ferneren Verpflegung und Behandlung auf den Etat der Irrenanstalt zu übernehmen; dass für Geisteskranke der zweiten Categorie die Armen-Direction nach ihrer Entlassung die Fürsorge wie bisher übernimmt«. Die principielle Wichtigkeit der getroffenen Vereinbarung, nach welcher, wenn von der Anstalt für angemessen erachtet, eine Mitwirkung der Armen-Direction bei der Auswahl der Pflegestelle, der Entlassung, der Zahlung des Pflegegeldes und der weiteren Controle des Pfleglings und der Pflegestelle ausgeschlossen bleiben sollte, war einleuchtend: es handelte sich um Unterstellung eines gewissen Theiles der offenen Armenpflege unter die Verwaltung einer Irrenanstalt; es handelte sich um Einrichtung einer unter der Direction der Irrenanstalt stehenden Familienpflege Geisteskranker.

Obgleich nun die Regelung dieser Angelegenheit im Sinne der Wünsche der für die Irrenpflege maassgebenden Persönlichkeiten erfolgt war, und dieselbe einem Bedürfniss der Irrenpflege entsprach, konnten dieselben doch durchaus nicht leichten Herzens an die Ausführung der durch die getroffene Vereinbarung nothwendigen Maassnahmen gehen, so grosse Vortheile auch die zu erwartende Erleichterung des Austrittes der Kranken aus der Anstalt zu versprechen schien. Es war nicht zu übersehen, dass der Vortheil, welchen die bei reichlicher Anwendung der Entlassungen merkbare Entlastung der Anstalt durch Freiwerden von Belegplätzen in Aussicht stellte, dadurch zum Theil aufgewogen wurden, dass eine neue Organisation geschaffen werden musste, von der sich gar nicht voraussehen liess, wie sie sich der Anstalt einfügen werde; denn nur dann war zu erwarten, dass die Einrichtung der Familienpflege die rechten Früchte für die Anstalt bringen werde, wenn die Familienpflege nicht ein unliebsames Anhängsel an die Irrenanstalt werde, sondern zu einem dem Organismus der Anstalt festverbundenen Theile des Ganzen sich entwickele. Es musste eine Organisation geschaffen werden, für die bestehende Vorbilder nur sehr bedingt zu verwerthen waren. Die Anstalt war genöthigt, nach Einrichtung derselben die Verantwortung für Verhältnisse zu übernehmen, die, wenn sie auch bisher nicht ausserhalb ihres Gesichtskreises sich befunden hatten, doch vermöge der dabei in Betracht kommenden räumlichen Entfernungen zur Anregung von Bedenklichkeiten reichen Spielraum boten. Es war auch in Erwägung zu ziehen, dass betreffs der zu schaffenden Einrichtung anderweitig recht ungünstige Erfahrungen gesammelt worden waren, und dass die Familienpflege Geisteskranker eine principielle Gegnerschaft sehr beachtenswerther Autoritäten gegen sich hatte, die gewichtige Bedenken ausgesprochen hatten.

Alle diese Momente wiesen darauf hin, dass bei der Organisation der Familienpflege mit äusserster Vorsicht zu verfahren sei; dass langsam vorgegangen werden müsse, sowohl was die Ausdehnung der Einrichtung, als auch was die Vornahme organisatorischer Maassnahmen zur principiellen Regelung einschlägiger Verhältnisse anbetraf. Man musste sich auf den Standpunkt stellen, einem Experiment sich gegenüber zu befinden, das sehr empfindlich und sehr wichtig zugleich. Die Uebereinkunft vom 7. Juli 1885 war nur die Grundlage, auf der zu bauen war; die Einrichtung selbst aber ins Leben zu rufen und zu einer gedeihlichen Entwickelung zu führen, war noch recht viel Arbeit nöthig. Diese Arbeit hatte sich dem zunächst Liegenden zunächst zuzuwenden; nur das Nothwendigste musste allgemein gültig festgelegt werden; über das Weitere, über die Einzelheiten war Erfahrung von der Zukunft zu erwarten.

Die Verantwortung für das Gelingen des Versuches, den zu machen man sich entschlossen, lag bei der Direction der Anstalt, da die Ueberweisung in die Familienpflege von dem psychiatrischen Urtheile der Anstalts-Direction über den einzelnen Fall abhängig sein sollte. Eine Untersuchung der im Bestande der Anstalt Dalldorf vom 1. April 1886 vorhandenen Geisteskranken hatte ergeben,[*] dass 162 unter diesen für familiale Verpflegung geeignet erschienen, die des Genaueren auf die Formen ihrer Seelenstörung sich wie aus folgender Tabelle ersichtlich vertheilen:

	Männer	Frauen	Zusammen
Idioten	7	18	25
Epileptiker	23	27	50
Paralytiker	6	7	13
Senile	4	5	9
Mit anderen chronischen Störungen Behaftete .	38	27	65
Im Ganzen:	78	84	162

Es konnte natürlich, ganz abgesehen davon, dass für soviele Kranke Pflegestellen auf einmal nicht verfügbar gewesen wären, nicht daran gedacht werden, alle diese Kranken innerhalb kurzer Zeit der

---

[*] Verwaltungs-Bericht des Magistrates zu Berlin auf die Zeit vom 1. April 1886 bis 31. März 1887. No. XV. Bericht der Irrenanstalt der Stadt Berlin zu Dalldorf. Seite 2.

Familienpflege zu überweisen. Zunächst hatte man die Wege zu wandeln, welche die während der Jahre 1883 und 84 bestandene propädeutische Familienpflege gewiesen. Man musste versuchen, nach Maassgabe der verfügbaren Pflegestellen mit der Entfernung eines für die Familienpflege geeigneten Kranken nach dem andern vorzugehen. Der weitere Ausbau der einschlägigen Verhältnisse vollzog sich sodann im Einklang mit der Zunahme der Zahl der Pfleglinge ganz allmählich im Laufe der Jahre an der Hand des Bedürfnisses, ohne dass ein detaillirter Plan entworfen worden wäre, der alle Einzelheiten zu umfassen versucht hätte. Ich will in Folgendem versuchen, darzulegen, welchen Weg die Entwickelung der Familienpflege genommen hat, und wie man der Aufgabe, die man sich gestellt hatte, gerecht geworden ist. Der Reihe nach soll besprochen werden, wie die Inpflegegabe der Geisteskranken sich gestaltete — welche Erfahrungen mit den Pflegern und den Pflegestellen gemacht wurden — wie die Pflegegeldzahlung, die Versorgung der Kranken mit Bekleidung, mit ärztlicher Behandlung sich regelte — wie die Aufsichtführung geordnet wurde — wie die Auswahl, die Zugangs- und Abgangsbewegung der Pfleglinge sich entwickelte — welche Kosten die familiale Verpflegung machte.

Die Ausführung der Inpflegegabe.

Die Inpflegegabe Geisteskranker überliess das Curatorium der Irrenanstalt anfangs der Direction der Anstalt nicht zur selbstständigen Ausführung. Während der Austritt Geisteskranker aus der Irrenanstalt in der Form der Entlassung oder der Beurlaubung ebenso wie die Aufnahme durch selbstständige Handlung der Anstalts-Direction erfolgte, war die Inpflegegabe zunächst an die Genehmigung des Curatoriums in jedem einzelnen Falle gebunden. Die Vortheile, die man sich versprechen musste von der Einrichtung einer von der Anstalt aus verwalteten Familienpflege, und welche zu erreichen eben die Veranlassung gewesen war, die Einrichtung ins Leben zu rufen, waren zum grossen Theile abhängig von der Unmittelbarkeit der Handhabung der Inpflegegabe und der durch Vermeidung eines

Instanzenweges zu Stande gebrachten Beschleunigung. Sie würden ausgeblieben sein und würden die Schattenseiten, die durch die Verhandlungen mit der Armen-Direction sich ergeben hatten, wenigstens theilweise wieder hervorgetreten sein, wenn das thatsächliche Eintreten der Inpflegegabe bis zum Eintreffen der Genehmigung des Curatoriums hätte ausgesetzt bleiben müssen. Diesen Fehler zu vermeiden, war dadurch Vorsorge getroffen, dass die Direction den in Pflege zu gebenden Geisteskranken seinem präsumptiven Pfleger zunächst zu übergeben hatte unter der Form der Beurlaubung des Geisteskranken. Bis zum Eintreffen der mit Anweisung des Pflegegeldes verbundenen Genehmigung galt die Inpflegegabe als eine »versuchsweise«; der Geisteskranke wurde als »versuchsweise in Pflege beurlaubt« geführt und die Verpflegungsgelder bis zum Eintreffen der Zahlungsordre vom Curatorium als Unterstützungen verrechnet. Es ist leicht einzusehen, zu welchen Umständlichkeiten für die Verwaltung dieses Verfahren führte, sowie die Zahl der Pfleglinge auch nur einigermaassen zunahm; welchen Aufenthalt im Geschäftsgange es gab, sowie sich Verlegungen aus einer Pflegestelle in eine andere häufiger nöthig machten, eigenmächtig durch die Geisteskranken vorgenommene Pflegewechsel vorkamen, die anzuerkennen waren, wollte man den Kranken in Pflege halten. Ganz besonders machte sich die Einrichtung der versuchsweisen Inpflegegabe in der Rechnungsführung höchst lästig bemerkbar. Infolge dieser Schwierigkeiten liess das Curatorium, als die Einrichtung der Familienpflege sich bewährte, das Erforderniss seiner Genehmigung zur Inpflegegabe fallen und unterstellte die Ausführung der Inpflegegabe der selbstständigen Verfügung der Anstalts-Direction mit der Berechtigung, Pflegegelder bis zur Höhe von 20 Mark anzuweisen. Nach einiger Zeit wurde die die Höhe des Pflegegeldsatzes, für welche eine Genehmigung des Curatoriums nicht nachzusuchen war, von 20 auf 25 Mark erhöht. Da Inpflegegabe mit höherem Pflegegeld als 25 Mark kaum vorkam, vielmehr die Nothwendigkeit, mehr als 25 Mark zu zahlen sich meist erst während der Pflege herauszustellen pflegte, so war die Direction der Anstalt in der selbstständigen Ausführung der Inpflegegabe hinfort nicht mehr beschränkt.

Die Auswahl der für die Familienpflege geeigneten Geisteskranken nimmt der Director bei Gelegenheit seiner Visiten selbst vor, oder er genehmigt dahingehende Anträge der Aerzte der einzelnen Stationen. Eine Anzahl stumpferer Kranke werden ohne

ihr Zuthun für die Familienpflege ausgesucht; von den noch leb-
hafteren Kranken wird ein Theil der nach Entlassung drängenden
Kranken für die Pflege bezeichnet. Die Kranken, welche schon in
Pflege waren und zurückgenommen wurden, unterlassen bei keiner
Visite, ihrem Wunsche wieder in Pflege zu kommen, Ausdruck zu
geben. Von Seiten des Directors werden die für die Familienpflege in
Aussicht genommenen Kranken dem mit Erledigung der die Pfleglinge
betreffenden Arbeiten ständig beauftragten Anstalts-Arzte zur
weiteren Veranlassung mitgetheilt. Derselbe sucht sich nun, soweit
es dem Zustande der Kranken entsprechend ist, mit diesen Kranken
ins Einvernehmen zu setzen. Für die stumpferen, welche besondere
Wünsche nicht äussern, beantragt er bei der Direction die Inpflegegabe des Kranken in eine der ihm schon bekannten, geeignet er-
scheinenden Pflegestellen, welche gerade verfügbar ist, oder er macht
aus der Zahl der behördlich geprüften und zur Besetzung vorgemerkten Pflegestellen eine geeignete ausfindig. Die noch geweckteren
Kranken, welche Verwandte oder sonstige persönliche Beziehungen
in Berlin haben, bringen häufig selbst Pflegestellen in Vorschlag.
Erscheint eine Inanspruchnahme der vorgeschlagenen Pflegestelle
nicht von der Hand zu weisen, so beantragt der die Pfleglings-Angelegen-
heiten bearbeitende Arzt, wenn es sich nicht um nächste Verwandte
des Geisteskranken handelt, von der Polizei eine Auskunft über die
als Pfleger Vorgeschlagenen einzuholen, die in wenig Tagen erfolgt,
und sucht womöglich unterdess schon dieselben einmal auf. Mit als
Pflegern vorgeschlagenen Verwandten setzt er sich, ohne polizeiliche
Auskunft nachzusuchen, in Verbindung. Auf Grund des vom Pflege-
Arzte erstatteten Berichtes und der polizeilichen Information verfügt
sodann die Direction unter Festsetzung des Pflegegeldes, über welches
mit dem Pfleger Vereinbarung getroffen worden ist, die Inpflegegabe.
Zur Ausführung der Inpflegegabe wird der Pfleger aufgefordert, sich
baldigst behufs Uebernahme des Pfleglings in der Anstalt einzufinden.
In den meisten Fällen verkürzt sich der geschilderte Geschäftsgang,
dessen volle Abwickelung etwa eine Woche in Anspruch nimmt durch
Wegfall eines Abschnittes; ja sehr häufig zieht er sich auf wenige
Stunden zusammen dadurch, dass die des Morgens früh vom Director
dem Pflege-Arzte zur Inpflegegabe designirten Kranken schon im Laufe
desselben Vormittags in Pflege gegeben werden, und zwar wenn
solche Pfleger, deren schon geprüfte Pflegestellen von früherer Besetzung her als geeignet bekannt sind, wie häufig, sich unaufgefordert

in der Anstalt einfinden, um wegen Wiederbesetzung ihrer Pflegestelle vorzusprechen. Der designirte Pfleger giebt im Bureau der Anstalt einen Pflegeantrag zu Protokoll, in dem er sich verpflichtet, während er den mit Namen bezeichneten Kranken in Pflege hat, ihn sorgfältig zu überwachen und für alle Folgen aufzukommen, welche aus der Inpflegegabe etwa entstehen könnten, sowie dafür Sorge zu tragen, dass der Kranke, falls erforderlich, rechtzeitig zur Anstalt zurückkehrt. Unter Vollziehung dieses Antrages durch die Direction wird der Geisteskranke dem Pfleger übergeben, nachdem diesem der Pflege-Arzt etwaige den Kranken betreffende Anweisungen gegeben hat.

Eine der Inpflegegabe vorhergehende gegenseitige Vorstellung des Kranken und des in Aussicht genommenen Pflegers, welche ich eine Zeit lang regelmässig geübt habe, halte ich nur im Ausnahmefalle für nothwendig; gar ein vorheriger Besuch des Kranken in der Wohnung des Pflegers ist entbehrlich. Der Kranke ist durchaus nicht im Stande zu beurtheilen, ob der Pfleger, wenn er einen sympathischen Eindruck auf ihn macht, auf die Dauer seiner Eigenart gerecht werden kann. Eher noch wird der Arzt auf Grund seiner Kenntniss des Pflegers und der Bedürfnisse des Geisteskranken ein Urtheil fällen können, ob die Pflegestelle für den Kranken geeignet sei oder nicht. Solche vorherige Bekanntmachung des Geisteskranken mit dem für ihn als Pfleger in Aussicht Genommenen habe ich ausnahmsweise noch vorgenommen dann, wenn der Kranke es ausdrücklich wünschte; ferner wenn es mir auf Grund der mit demselben Kranken in anderen Pflegestellen schon gemachten Erfahrungen wünschenswerth erschien. Die Unterlassung einer der Beantragung der Inpflegegabe vorausgehenden Bekanntmachung hat natürlich nicht gehindert, dass ausgesprochener Widerwille des Pfleglings gegen seinen Pfleger, der bei der Inpflegegabe sich zeigte, berücksichtigt und die Inpflegegabe ausgesetzt wurde; dies ist jedoch nur einige Male vorgekommen. Erst allmählich bin ich durch die Erfahrung dazu gekommen, von der anfänglich geübten Vorstellung abzugehen; denn es zeigte sich, dass es nicht gut sei, allzu viel Gewicht zu legen auf den ersten Eindruck, den Pfleger und Pflegling aufeinander machen. Ich habe nur zu oft bemerkt, dass ein Geisteskranker der in den ersten Tagen sich bei seinem Pfleger gar nicht wohl fühlen wollte, im Laufe der Zeit sich eingewöhnte und sich vollkommen zufrieden befand; auf der anderen Seite anfangs vorhandener Enthusiasmus des Pfleglings für seinen Pfleger sich sehr bald soweit abkühlte, dass Wiederaufnahme deshalb nothwendig wurde. Es ist besser, der Arzt sucht auf Grund einer möglichst genauen Kenntniss des Pfleglings und in Berücksichtigung der daraus sich ergebenden Bedürfnisse und der besonderen Wünsche des Pfleglings die Auswahl einer passenden Pflegestelle selbst zu treffen aus der Zahl der dem Arzte bekannten Pflegestellen, als dass man dem Pflegling, der auf Grund seiner persönlichen Beziehungen keine bestimmte Pflegestelle in Vorschlag zu bringen vermag, mehr als nöthig Spielraum lässt bei der Auswahl seiner Pflegestelle; die Urtheilsschwäche der Geisteskranken muss auch hier stark berücksichtigt werden.

Eine besondere Form des Vorgangs bei der Inpflegegabe kam dann zu Stande, wenn ein Geisteskranker, dem man den von ihm erwünschten Austritt aus der Anstalt aus irgend einem Grunde zu verweigern sich genöthigt sah, aus der Anstalt entwich und die Leute, bei denen er Aufenthalt genommen hatte, in der Anstalt sich einfanden, in der Absicht um Verhaltungsmaassregeln zu erbitten. Man konnte bei manchen dieser Vorkommnisse, wenn auch zuweilen mit grossen Bedenken, sich entschliessen, den Entwichenen denen in Pflege zu geben, die ihn beherbergten. Oefter misslang diese nothgedrungene Inpflegegabe, doch bei weitem nicht immer. Es kam auch vor, dass der entwichene Kranke selbst in der Anstalt sich einfand, seine Anstaltskleider in ein Bündelchen gepackt abliefernd, und einen polizeilichen Meldeschein über eine Wohnung, die er sich besorgt, vorwies. Der ihn begleitende Vermiether, welcher ihn mit Kleidern versorgt hatte, erklärte sich bereit, ihn zu übernehmen. Es handelte sich hier meist um Kranke mit periodischen, sehr heftigen Aufregungszuständen, Alkoholisten und Epileptiker, welche zwar Monate lang ganz geordnet sich führen konnten, welche aber in Pflege zu geben man sich wegen ihrer hochgradigen Gemeingefährlichkeit während ihrer Aufregungszustände nicht hatte entschliessen können. Auch hier konnte man einige Male auf die Bitten der Kranken eingehen, und die Erfahrungen waren, wenn auch nicht immer, besser als man gefürchtet hatte.

Nach Vollziehung der Inpflegegabe wird zwischen der Anstalts - Direction und dem Pfleger ein Vertrag abgeschlossen, der die beiderseitigen Verpflichtungen festlegen soll. Und zwar erfolgte die Abschliessung des Vertrages in den ersten Jahren erst nach Ablauf einiger Zeit nach der Inpflegegabe, wenn man sah, dass der Pflegling voraussichtlich sich würde wenigstens einige

Zeit in Pflege halten; später wurde der Vertrag sehr bald nach, selten auch gleichzeitig mit der Inpflegegabe vollzogen. In diesem Pflegevertrag verpflichtet sich der Pfleger dazu, den Geisteskranken in seinen Hausstand aufzunehmen, — ihn ausreichend zu beköstigen, — ihm ein eigenes Bett zu gewähren, — auf Reinlichkeit und Ordnung bei ihm zu halten, — ihn in passender Weise, aber ohne Ueberanstrengung, zu beschäftigen, — ihn zu beaufsichtigen und dafür zu sorgen, dass er möglichst wenig allein auf die Strasse und in öffentliche Locale geht, — im Falle der Pflegling krank oder störend werden sollte, überhaupt bei wichtigen Vorkommnissen, welche den Kranken betreffen, der Direction unverzüglich Anzeige zu erstatten, — für Instandhaltung der der Anstalt gehörenden Kleidung, Wäsche und sonstigen Eigenthums Sorge zu tragen und ihren Verlust möglichst zu verhüten — eine Controle der Pflegestelle durch die Direction bezw. deren Organe jederzeit vornehmen zu lassen und specielle Vorschriften derselben genau zu befolgen. Die Anstalt verpflichtet sich zur Zahlung eines monatlich zu zahlenden Verpflegungsgeldes und Lieferung der nothwendigen Kleidung, Leibwäsche und Beschuhung des Kranken. Aufgehoben kann der Vertrag seitens der Direction jederzeit werden, auf Ablauf der Vertragsdauer gekündigt seitens des Pflegers mit vierzehntägiger Frist. Abgeschlossen wird der Vertrag auf die Dauer eines Vierteljahres mit der Maassgabe, dass, wenn die Kündigung vor Ablauf der Kündigungsfrist unterbleibt, der Vertrag als verlängert gilt. Stempelung des Vertrages unterbleibt, da in dieser Fassung der Vertrag die stempelpflichtige Höhe von 150 Mark nicht erreicht.

Der Pflegevertrag hat die Wichtigkeit, die man ihm Anfangs beilegen zu müssen glaubte, nicht behalten können. Es ergiebt sich dies aus dem Umstande, dass stets gleichzeitig mit der Constatirung der Nichterfüllung einer der vom Pfleger zu erfüllenden Bedingungen, die Nothwendigkeit gegeben ist, den Pflegling aus der Pflegestelle zu nehmen, und an eine von der Anstalt zu erzwingende Erfüllung des Vertrages nicht gedacht werden kann. Dies liegt in der Natur der Sache, da das Object des Vertrages die Verpflegung einer hülflosen Person von Seiten eines der Contrahenten ist, die diesem in die Hände gegeben ist. Beim Abschluss des Vertrages geht die Direction von der Vermuthung aus, dass, weil die Prüfung der Pflegestelle keine Gründe dagegen ergeben hat, der Pfleger eine vertrauenswürdige Person sei. Erweist sich diese Vermuthung als hinfällig, so wird die Voraussetzung hinfällig, unter welcher sich die Direction überhaupt entschliessen konnte, den Gegenstand des Vertrages dem anderen Contrahenten anzuvertrauen. Die Direction wird also im Falle Vertragsbruchs durch die Pfleger auf Erfüllung des Vertrages nie dringen, sondern den Vertrag stets aufheben. Aber auch dann, wenn der Pfleger selbst nur den Wunsch ausspricht, dass man ihm den Pflegling abnähme, wird man aus denselben Gründen wie bei Nichterfüllung des Vertrages dem durch umgehende Lösung des Vertrages nachzukommen haben und im Besonderen auf Einhaltung der Kündigungsfristen kein Gewicht legen dürfen. Es ist deshalb in jedem Falle der Pflegling stets sofort verlegt oder vorläufig zur Anstalt zurückgenommen worden, wenn der Pfleger Wünsche nach der Richtung hin äusserte, so unbequem dies auch manchmal vom Standpunkt der Verwaltung war. Denn es ist nicht gut möglich, einen Geisteskranken bis zum Ablauf der Kündigungsfrist in den Händen einer Person zu belassen, die desselben ledig sein möchte; weil er, auch ohne dass sein Zustand sich verschlechtert hat, aus irgend einem dritten Grunde plötzlich lästig geworden ist. Um unangenehmen Ereignissen möglichst vorzubeugen, kann im Gegentheil die Anstalt nur dringend wünschen, möglichst frühzeitig davon unterrichtet zu werden, wenn die Anwesenheit eines Pfleglings in einer Pflegestelle nicht mehr den ganzen Beifall seines Pflegers hat.

In Bezug auf die rechtlichen Consequenzen ist die Versetzung eines Geisteskranken aus der Irrenanstalt in die der Verwaltung der Anstalt unterstehende Familienpflege nicht anzusehen als eine Entlassung aus der Irrenanstalt, sondern die Inpflegegabe ist in dieser Beziehung einer Beurlaubung aus der Irrenanstalt gleich zu achten. Der Entfernung des Kranken aus den Räumen der Anstalt steht die Fortdauer der Fürsorge der Anstalt für den Kranken gegenüber. Dementsprechend erfolgt auch keine Aufnahme-Anzeige an die Staatsanwaltschaft bei der Wiederaufnahme eines bis zum Tage der Wiederaufnahme dauernd und ununterbrochen in Familienpflege verpflegt gewesenen Geisteskranken.

Die Pfleger und die Pflegestellen.

Wird die Inpflegegabe eines Geisteskranken in Aussicht genommen, so wird man zunächst stets geneigt sein, die Zurückversetzung des Kranken in die Verhältnisse, aus denen er kommt, als das Nächstliegende zuerst zu versuchen. Erst wenn sich dies als unausführbar erweist oder gewichtige Bedenken dagegen sprechen, wird man darauf bedacht sein, dem Geisteskranken eine ihm zusagende neue Umgebung zu verschaffen. Ein grosser Theil der zu Entlassenden hat Verwandte, welche natürlich, im Falle sie einen eigenen Hausstand haben, in erster Linie als Pfleger in Betracht gezogen zu werden verdienen. So werden Geisteskranke zu ihren Kindern, andere zu ihren Eltern in Pflege gegeben, Männer zu ihren Ehefrauen und umgekehrt, andere kommen zu Geschwistern und entfernteren Verwandten. Eine genauere Uebersicht über diese Verhältnisse giebt die folgende Tabelle der während der Etatsjahre 1890/91 und 1891/92 in Anspruch genommenen Pflegestellen bei Verwandten:

	1890/91			1891/92		
	Männliche	Weibliche	Pfleglinge	Männliche	Weibliche	Pfleglinge
In Pflegestellen bei den Eltern des Pfleglings	12	23	35	17	16	33
In Pflegestellen bei Kindern des Pfleglings				4	13	17
In Pflegestellen beim Ehegatten des Pfleglings	33	2	35	60	2	62
In Pflegestellen bei anderen Verwandten des Pfleglings	7	21	28	16	36	52
Summe der Pflegestellen bei Verwandten der Pfleglinge	52	46	98	97	67	164

In dieser Tabelle fällt zunächst auf die grosse Zahl der bei ihren Ehefrauen untergebrachten Ehemännern, 1890/91: 33, 1891/92: 60, im Vergleich zu der geringen Zahl der bei ihren Ehemännern untergebrachten Ehefrauen, 1890/91: 2, 1891/92: 2. Es kann dies aber bei näherem Zusehen nicht überraschen. Ist der Mann er-

krankt und in der Anstalt untergebracht, die Frau aber gesund, so
hält die Frau die Familie zunächst noch zusammen; sie sucht, meist
mit Unterstützung von Seiten der Armen-Direction, die Kinder zu
ernähren, um sie bei sich behalten zu können. Die Frau versucht
ferner, sobald es irgend angeht, den Austritt ihres Mannes aus der
Anstalt durchzusetzen; auch wenn derselbe noch nicht im Stande
ist, durch Arbeit zum Unterhalt der Familie beizutragen. Anders
ist es, wenn die Frau wegen Geisteskrankheit Aufnahme in der
Irrenanstalt gefunden hat, während der Mann gesund ist. Die
grösste Mehrzahl der Ehemänner aus den Klassen, welche das Hauptcontingent zu den Insassen der Anstalt stellen, vermögen während
des Anstaltsaufenthaltes ihrer Frau die Familie nicht zusammen-
zuhalten (die Kinder gehen in städtische Waisenpflege über oder
Verwandte nehmen sich ihrer an), wenn der Mann nicht in der Lage
ist, eine weibliche Person zur Pflege der Kinder anzunehmen; und
er ist dies meistens nicht, da die Mittellosigkeit der Familie durch
die der Anstaltsaufnahme vorausgehende Krankheit der Frau nur
vermehrt worden ist. Bessert sich dann der Zustand der Ehefrau
und wäre Rückkehr in die Familie möglich, so zeigt sich häufig, dass
die Familie, welche die Frau bei ihrem Eintritt in die Anstalt
zurückgelassen hat, nicht mehr besteht. Der Mann ist nicht selten
ganz aus der Stadt verzogen und nicht erreichbar, auch wenn er die
Scheidung nicht durchgesetzt hat. So ist denn die Frau darauf angewiesen, in anderen Familien unterzukommen; dies ergiebt dann
z. Th. das Uebergewicht der weiblichen Pfleglinge in Pflegestellen bei
Kindern der Pfleglinge (1891/92 13 gegen 4 männliche) und bei
anderen Verwandten (36 gegen 16 männliche).

Zur Uebernahme eines geisteskranken Angehörigen aufgeforderte
nähere Verwandte übernehmen die Pflege desselben meistens gern.
Wenn Bereitwilligkeit nicht vorhanden ist, stellt sich dieselbe häufig
noch ein, nachdem der Kranke einige Zeit in Pflege bei Fremden
sich gut gehalten hat. An dem hin und wieder hervortretenden
Widerspruch Verwandter gegen den Austritt Angehöriger aus der Anstalt
in Pflege zu Fremden hat man sich nicht gekehrt. Nachdem die
Verwandten die Uebernahme der Pflege abgelehnt hatten, wurde,
wenn der Kranke sonst geeignet war, trotz des Widerspruches derselben die Inpflegegabe stets ausgeführt.

Eine sehr grosse Zahl Kranker ist ohne jeden verwandtschaft-
lichen Anhang in Berlin. Für diese bleibt nichts übrig, als fremde

Familien in Anspruch zu nehmen, um sie in Pflege unterbringen zu können. Und zwar gilt dies von dem grössten Theile der in Familienpflege untergebrachten Geisteskranken, wie aus der folgenden Tabelle über die Gesammtzahlen (berechnet aus Bestand am Anfang des Etatsjahres plus Zugang während desselben) der im Laufe zweier Jahre in Anspruch genommenen Pflegestellen hervorgeht.

	1890/91			1891/92		
	Männ-liche	Weib-liche	Pfleg-linge	Männ-liche	Weib-liche	Pfleg-linge
In Pflegestellen bei Verwandten .	52	46	98	97	67	164
» » » Fremden . .	50	100	150	104	146	250
Summe	102	146	248	201	213	414

Für einen Theil der Geisteskranken ohne Verwandtschaft in Berlin wurde ein Anhalt gefunden bei früheren Logirwirthen derselben, bei Familien von früheren Arbeitscollegen oder Arbeitgebern und von Bekannten, die während der Krankheit derselben ihr dauerndes Interesse an ihnen durch Besuche in der Anstalt kund gegeben und so ein Verhältniss unterhalten hatten. Zur Unterhaltung solcher Beziehungen trägt die vom Publikum sehr ausgiebig benutzte Einrichtung der ordentlichen Besuchstage in erwünschter Weise bei. Diese besteht darin, dass an einem bestimmten Tage in jeder Woche und ausserdem Sonntags Besuch nicht bloss der Angehörigen, sondern auch von Freunden und Bekannten zu allen Kranken der Irrenanstalt Dalldorf, bei denen dies nur irgend angängig erscheint, zugelassen wird. In jedem Pavillon sind besondere Räume für diesen Zweck vorgesehen, in denen die Besucher mit den Kranken unter Aufsicht je eine Stunde in Unterhaltung verweilen. Im Etatsjahre 1890/91 fanden sich neben zugelassenen ausserordentlichen Besuchern an 264 ordentlichen Besuchstagen auf einen durchschnittlichen täglichen Krankenbestand von 1341 Köpfen 22000 Besucher ein,[*] im Etatsjahre 1891/92 an eben soviel Besuchstagen auf einen Durchschnittsbestand von 1344 Köpfen 23 000 Besucher.[**] Daneben war die Privatcorrespondenz der Geisteskranken mit Angehörigen und Be-

---

[*] Verwaltungs-Bericht des Magistrats zu Berlin auf die Zeit vom 1. April 1890 bis 31. März 1891. No. XVIII. Bericht über die Städtische Irrenpflege. Seite 10.

[**] Dasselbe über die Zeit vom 1. April 1891 bis 31. März 1892. Seite 12.

kannten zu diesem Zweck besonders zu pflegen; es gelangten im
Etatsjahre 1891/92 1862 Postkarten und 1129 Briefe von Seiten der
Kranken zur Absendung.*)

Um eine weitere Anzahl Kranker kümmert sich aber während
ihres Aufenthaltes in der Anstalt Niemand, oder die Anfangs ihnen
durch Besuche kundgegebene Theilnahme erkaltet, wenn der Anstaltsaufenthalt länger dauert. Für diese muss die Fürsorge der Anstalt
einsetzen, um ihnen eine geeignete Familie als Pflegestelle zu ermitteln. Für manche der Kranken dieser Categorie gelingt es noch,
eine Anknüpfung zu finden durch Anfragen bei Personen, deren
Adresse sich der Kranke als ihm früher bekannt erinnert. Das
Verfolgen dieser Beziehungen hat manchmal seine grossen Schwierigkeiten. Jedoch ist im Allgemeinen der Grundsatz durchgeführt worden,
auf des Kranken Vorschläge, zu bestimmten Personen in Pflege gegeben zu werden, die er von früher her kennt und die ihr Interesse
für ihn bezeugt haben, solange einzugehen und Versuche zur Anknüpfung von Beziehungen zu machen, als sich die Unmöglichkeit
eines Erfolges nach der Richtung herausgestellt hat. Die Versuche
haben häufig recht gelohnt. Denn die Wahrscheinlichkeit, dass ein
Geisteskranker in der Welt wieder festen Fuss fasst und, wenn auch
vielleicht nur auf kürzere Zeit, in eigene Fürsorge übergehen kann,
ist dann die grössere, wenn man ihn nach Möglichkeit seiner früheren
Umgebung nahe bringt, und ihn in die Verhältnisse wieder einsetzt,
aus denen er gerissen wurde, als er nach der Anstalt kam.
Es kamen Fälle vor, wo recht schwachsinnige Menschen, die wegen
auftretender Erregung oder pathologischer Affectzustände in die Anstalt gelangt waren, und selbst Paranoiker zu früheren Principalen in
Pflege gegeben, nach kurzer Zeit die Pflegschaft in ein Arbeitsverhältniss verwandeln und wieder in eigene Fürsorge übergehen konnten.

Dem eben Gesagten gegenüber, dass man die vom Kranken
selbst ausgehenden Anregungen stets in erster Linie berücksichtigen
soll, steht eine andere Erwägung gegenüber, durch welche jene Bestrebungen auf ihr rechtes Maass zurückgeführt werden. Man darf
auch nicht zu weit gehen darin, den Spuren der Kranken zu folgen:
Namentlich ist allzu grosser Zeitverlust zu vermeiden; nöthigen Falles
dadurch, dass man den Kranken vorläufig zu ihm Fremden in Pflege
giebt und, nachdem man die Anknüpfung früherer Beziehungen von

---

*) Dasselbe über die Zeit vom 1. April 1891 bis 31. März 1892. Seite 12.

dieser Pflegestelle aus vorgenommen hat, Wechsel der Pflegestelle eintreten lässt. Auch nach einer anderen Richtung hin ist Vorsicht hier geboten; man kommt manchmal mit recht dunklen Ehrenmännern in Berührung, wenn man der früheren Umgebung der Geisteskranken nachgeht. Häufig ist auch die hygienische Beschaffenheit der Wohnungen der vom Kranken Vorgeschlagenen eine solche, dass dieselben als Pflegestellen abgelehnt werden müssen.

Abgesehen von dem Grunde, dass in der früheren Umgebung des Kranken eine geeignete Pflegestelle nicht ausfindig zu machen ist, ist man am öftesten deshalb genöthigt, dem Kranken gänzlich Fremde als Pfleger in Anspruch zu nehmen, weil Niemand zu finden ist, der an dem Kranken Interesse nimmt. Es dies im Getriebe einer Stadt von der Grösse Berlins wohl begreiflich, bei Kranken, die vielleicht jahrelang in der Anstalt Aufenthalt hatten und schon, ehe sie in die Anstalt kamen, durch ihre Eigenschaften wenigstens nicht gerade dazu beitrugen, dass ihnen besondere Theilnahme entgegengebracht wurde. In den Anfangsjahren, als die Einrichtung der Familienpflege in der Entwickelung und in Berlin unter der Bevölkerung noch unbekannt war, fanden sich in der Vorortsbevölkerung, die sich im Laufe der Jahre in der Umgebung der Anstalt auf den Gemeindebezirken Dalldorf und Reinickendorf angesiedelt hatte, genügend viele Familien, die geneigt und geeignet waren, Geisteskranke bei sich aufzunehmen. Diese Bevölkerung besteht meistens aus Arbeitern, kleinen Handelsleuten, Handwerkern, auch einigen verheiratheten Wärtern der Irrenanstalt. In diesen Familien ist der Mann Tags über seiner Beschäftigung nachgehend auswärts; die Frau bleibt zu Hause mit ihrer Wirthschaft und den Kindern beschäftigt und ist wohl geeignet, eine weibliche Kranke, die zugleich an ihrer Arbeit mit den Kindern und der Besorgung des Hauswesens theilnimmt, bei sich aufzunehmen. Um auch geeignete männliche Kranke, für welche die Beschaffung zahlreicherer Pflegestellen Anfangs grössere Schwierigkeiten machte, in vermehrter Weise unterbringen zu können, wurde in den Anfangsjahren der Einrichtung eine Notiz in die Tagespresse gebracht des Inhalts, dass die Anstalt beabsichtige, ruhige männliche Geisteskranke gegen ein angemessen hohes Pflegegeld in Familienpflege unterzubringen. Nur theilweise in Folge dieser Notiz, mehr durch das allmähliche Bekanntwerden der Einrichtung hat sich im Laufe der Jahre die Zahl der angebotenen Pflegestellen vermehrt, auch für Männer, sodass die Inpflegegabe,

wenn für angemessen gehalten, aus Mangel an geeigneten Pflegestellen nie zu unterbleiben brauchte. Während Anfangs nur in der
Umgebung der Anstalt zahlreiche Pflegestellen sich fanden, liefen
später immer zahlreichere Angebote von Pflegestellen aus Berlin ein,
sodass das Angebot stets das Bedürfniss weit überstieg. Das ist ein
grosser Vortheil für das Gedeihen der Einrichtung. Die vorhandene
grosse Auswahl erleichtert das Individualisiren; auch ist es so leicht
möglich gewesen, alle auch nur im mindesten zu Bedenken Anlass
gebende Pflegestellen nach und nach fallen zu lassen und die Ansprüche immer höher zu schrauben.

Gemäss der Verschiedenheit des Vorganges, welcher zur Inpflegegabe führt, sind die Pflegestellen zweierlei Art. In dem einen
Falle handelt es sich darum, dass die Pfleger einen bestimmten
Kranken in Pflege zu nehmen sich entschliessen, sei es ein näherer
oder entfernterer Verwandter von ihnen, oder sei derselbe durch
irgend eine andere von früher her vorhandene Beziehung mit ihnen
verbunden. In dem anderen Falle richtet sich der Wunsch der
Pfleger darauf, überhaupt einen Geisteskranken in Pflege zu bekommen. Diese zwei Categorien von Pflegestellen sind als grundsätzlich verschieden auseinander zu halten und die Pfleger verschieden
zu behandeln. Die Pflegestellen, welche in Entsprechung eines Gesuches um einen bestimmten Geisteskranken besetzt wurden, stellen
blosse »Gelegenheits-Pflegestellen« dar. Kommt der Pflegling,
mit dem sie besetzt sind, zur Wiederaufnahme oder tritt er aus
irgend einem andern Grunde aus der Pflegestelle aus, so kommt die
Pflegestelle kaum je zur Wiederbesetzung mit einem andern Kranken,
da der Pfleger nur aus Interesse an dieser einen bestimmten Person
handelte, als er den Kranken in Pflege nahm. Anders bei den
zahlreichen Pflegestellen, welche ihren Antrag nicht auf einen bestimmten Kranken richteten, als sie ihr Gesuch einreichten. Diese
stellen einen Stock von Pflegestellen dar, welche zur Besetzung verfügbar sind für Geisteskranke, die einen Anhalt in der Welt ausserhalb der Anstalt nicht mehr haben. Eine solche Pflegestelle wird
nacheinander mit einer Reihe Pfleglinge besetzt, wenn sie sich auf
die Dauer als geeignet erweist. Diese Pflegestellen werden dadurch
zu »ständigen Pflegestellen«. Den Pflegern wird man im
Laufe der Jahre immer grösseres Vertrauen schenken können; sodass
auch schwierigere Kranke ihnen anvertraut werden können, die man
unter andern Umständen, wenn für ihre Verpflegung diese Pfleger

nicht zur Verfügung ständen, ohne weiteres als der Anstaltspflege durchaus bedürftig hätte hinstellen müssen. Eine Anzahl solcher Pflegestellen sind in Gebrauch seit dem Bestehen der Familienpflege und bilden für sie einen werthvollen Grundstock.

Der Werth der Gelegenheits-Pflegestellen und der ständigen Pflegestellen ist ein sehr verschiedener. Es ist kein Zweifel, dass die Gelegenheits-Pflegestellen, welche auf Grund besonderer Beziehungen hin, die der Kranke hat, in Benutzung gezogen werden, im Allgemeinen weniger bieten als die ständigen Pflegestellen, die in so grosser Auswahl zu Gebote stehen. Die Inhaber der auf Wunsch der Kranken besetzten Gelegenheits-Pflegestellen betrachten die Sache nur zu häufig als eine besondere Gefälligkeit, die sie dem Kranken erweisen, und nehmen denselben dafür entsprechend in Anspruch. Oft finden sie sich nur zu schnell in ihren Erwartungen getäuscht und zeigen dann gar keine Einsicht darin, dass sie Verpflichtungen eingegangen sind. Das Interesse der Kranken und das Ueberangebot geeigneter ständiger Pflegestellen lässt es ja leicht erscheinen, in diesem Falle auf die Dienste des Pflegers zu verzichten. Da dann aber· doch noch eine ständige Pflegestelle in Anspruch genommen werden muss, wäre diese Episode besser zu vermeiden gewesen. Ist mit Sicherheit anzunehmen, dass ein Kranker, der keine Angehörigen besitzt, auf die Dauer hülfsbedürftig bleiben wird, so ist es fast immer besser, man giebt ihn in eine ständige Pflegestelle, da die Vortheile des leichteren Uebergangs in die eigene Fürsorge, welche durch die Gelegenheits-Pflegestellen besser gewahrt werden, hier zu erstreben ohne Belang ist.

Die Triebfeder für die Verwandten, ihre geisteskranken Angehörigen in Pflege zu nehmen, ist eine verschiedene gewesen, indem in der einen Reihe der Fälle die nächste Veranlassung dazu von den Angehörigen selbst ausging, welche den dagegen gleichgültigen Kranken wieder zu sich nahmen. Oefter waren hierbei zweifellos materielle Erwägungen für die Angehörigen maassgebend, die ohne das Pflegegeld zur Uebernahme der Pflege nicht zu bewegen gewesen wären. In anderen Fällen wurden die Angehörigen bestimmt durch den drängenden Kranken, der seine Entfernung aus der Anstalt wünschte, oftmals theilweise gegen ihren eigentlichen Willen in Folge Einwirkung von Seiten der die Entfernung des Kranken aus der Anstalt betreibenden Anstaltsleitung. In anderen Fällen kamen sich die Wünsche des Kranken und der Angehörigen entgegen, so namentlich, wenn der Ehemann zu seiner Ehefrau in Pflege gegeben wurde.

Die Triebfeder wohl für die Meisten der Pfleger, welche Geisteskranke, die ihnen nicht verwandt waren, in Pflege nahmen, war die Lust, einen kleinen Gewinn zu erzielen; sei es durch Verwendung der Arbeitskraft des Pfleglings, sei es unmittelbar. Ich habe nicht gefunden, dass diese Veranlassung der Uebernahme die Pfleger gehindert hätte, ihre Pflicht zu thun und die Geisteskranken ordentlich zu verpflegen. Es wäre ja auch nicht mehr als recht und billig, wenn diese Pfleger, die mit der Aufnahme eines Geisteskranken in ihre Familie mancherlei Unannehmlichkeiten in Kauf nehmen müssen, ein Aequivalent dafür in der Form eines kleinen materiellen Gewinnes hätten. Ich meine aber, dass die Meisten einen solchen Gewinn nicht gehabt haben. Die wenigsten der Menschen der Klasse, welcher unsere Pfleger in der Mehrzahl angehörten, sind gewöhnt, einer Sache durch eine genaue objective Berechnung auf den Grund zu gehen. Das grosse Stück baaren Geldes am ersten des Monats ist das Lockende und, wie es scheint, diesen Leuten vielfach in der That mehr werth als die Erzielung eines Gewinnes. Es gehört zu den Lebensgewohnheiten dieser Klasse, ihre täglichen Ausgaben dem anzupassen, was sie in der Hand haben, sodass es ihnen in Folge der meist wöchentlichen Lohnzahlung schwer wird, am Ersten des Monats über das Nöthige zur Wohnungsmiethe zu verfügen. Ein eigentlicher Gewinn wurde wohl nur in den wenigen Fällen erzielt, wo mehr als zwei Pfleglinge in einer Pflegestelle untergebracht waren, namentlich wenn es sich um männliche Geisteskranke handelte, die noch etwas arbeiten konnten; doch waren dies gerade alle recht unangenehme Kranke, Potatoren, Epileptiker, die zuweilen gewaltthätig wurden. Es war in diesen Fällen der materielle Gewinn nur die billige Gegenleistung der Anstalt für die Abnahme schwierig zu behandelnder Geisteskranker. Nicht selten war aber auch die Triebfeder der Uebernahme des Pfleglings eine durchaus andere als die, einen Gewinn zu erzielen. Es handelte sich da z. B. um kinderlose Eheleute. Der Mann ist Tags über auf Arbeit ausser dem Hause; die Geisteskranke, welche aufgenommen wird, ist mehr dazu bestimmt, der Frau, die allein zu Hause sitzt, Gesellschaft zu leisten, als ihr bei ihrer wenigen häuslichen Arbeit zu helfen. Es giebt derartige Pflegestellen, wie geschaffen zur Aufnahme einer geisteskranken Person, deren etwaige Sonderbarkeiten mit Liebe betrachtet werden, vielleicht gar als erwünschte Abwechselung in dem einförmigen Leben mancher einfacher Leute. Ein ähnliches Bedürfniss nach einer Person, die der Fürsorge bedürfte, war vorhanden bei manchen einzelstehenden Frauen, die eine geisteskranke Person aufnahmen und wahrhaft mütterlich besorgten.

Das gegenseitige Verhältniss zwischen Pflegling und Pfleger war fast immer ein gutes; war es dies nicht, so wurde Veränderung erstrebt durch Verlegung. Das Verhältniss war öfter ein sehr freundschaftliches; wenn der Pflegling der Jüngere war, kam ein dauerndes wärmeres Gefühl der Anhänglichkeit an seinen Pfleger auf Seiten des Pfleglings nicht selten zu Stande. Kam es ja doch vor, dass der Pflegling, vielleicht eine Waise, zum ersten Male mütterliche Fürsorge kennen lernte. Und auch die Pfleger gewannen oft ein tiefer gehendes Interesse an ihrem Pflegling, das nach einer etwa nöthig gewordenen Wiederaufnahme nicht erlosch, sondern in Besuchen bei dem in der Anstalt befindlichen Geisteskranken zum Ausdruck gelangte. Dies war natürlich nur die Ausnahme von dem gewöhnlichen mittleren Fall. Die entsprechende Abweichung nach der anderen Seite fehlte auch nicht; es war aber unser Bestreben, solche Verhältnisse möglichst schnell zu lösen. Es ist hier anzumerken, dass, wenn Pfleger und Pflegling in kein gutes Verhältniss miteinander kamen, der Grund dafür sowohl die Ungeeignetheit des Pflegers, Pfleglinge zu halten, sein konnte, als auch die Ungeeignetheit des Pfleglings für die Familienpflege, ebenso oft aber auch die Ungeeignetheit beider Theile nur eine relative war und durch eine Veränderung, einen Austausch die vorher vermisste Harmonie hergestellt wurde.

Das Ueberangebot von Pflegestellen, das sich im Laufe der Jahre immer mehr geltend machte, als die Einrichtung bekannter wurde, lässt sich durch oben dargelegte Ursachen allein keinenfalls erklären. Die Erklärung für dieses Ueberangebot von Pflegestellen liegt tiefer; es ist wohl begründet in den Wohnungsverhältnissen, denen Berlin und die näheren Vororte Berlins in gleichem Maasse unterliegen. Das Zusammenwirken einer Reihe von Umständen, deren Besprechung nicht hierher gehört, hat dazu geführt, dass die Miethspreise der Wohnungen in dem genannten Gebiet eine Höhe erreicht haben, welche den Theil der Bevölkerung, welcher sich aus Arbeitern, kleinen Handels- und Gewerbetreibenden, kleinen Beamten zusammensetzt, nöthigt, einen grossen Theil ihres Einkommens für die Wohnungsmiethe auszugeben, auch wenn er sich auf die allernothwendigsten Räume beschränken will: das wären zwei Räume, einer davon mit Kochherd. Der Preis für derartige Wohnungen, im

Hintergebäude gelegen, beträgt, von Kellerwohnungen abgesehen, je nach der Lage 190 bis 330 Mk.; erstere Preislage nur selten vorkommend in abgelegenen Gegenden, letztere in den dem Centrum näher gelegenen. Im Mittel dürfte eine Familie bei obigen Ansprüchen 210 bis 240 Mark für eine in den Arbeitervierteln gelegene Wohnung auszugeben haben. Dieser Betrag ist ein so hoher Antheil des Jahreseinkommens der in Rede stehenden Klasse, dass allerlei Auskunftsmittel ergriffen werden, um einen Theil der Ausgabe von sich abzuwälzen. Das eine derselben ist die Aufnahme von Schlafburschen in die Wohnung. Was für eine entsetzliche Last diese Aufnahme fremder Menschen in die Familie ist, davon habe ich mich oft genug überzeugen können. Ein grosser Theil der Angebote von Pflegestellen geht von Leuten aus, welche die Vermiethung an Schlafburschen übler Erlebnisse wegen aufgegeben haben. Es ist begreiflich, dass diese auch eine beträchtliche Störung ihres Familienlebens durch geisteskranke Pfleglinge, über welche ihnen eine gewisse Autorität auszuüben gelingt, gern und geduldig ertragen, als ein kleineres Uebel im Vergleich zur Anwesenheit von Schlafburschen in ihren Wohnungen.

Jede Benutzung einer Wohnung als Pflegestelle für einen Geisteskranken hat eine Prüfung der Wohnung und der persönlichen Verhältnisse des Inhabers derselben zur Voraussetzung, wenn ein nahes verwandtschaftliches Verhältniss nicht besteht zwischen dem Geisteskranken und dem Uebernehmer seiner Verpflegung. Zum Zwecke dieser Prüfung stehen der Anstalts-Direction über Pflegestellen in Berlin die Auskunft von Seiten zweier Behörden zur Verfügung: der Bezirks-Armen-Commissionen und der Revierämter der Polizei, über solche in den Vororten die der Ortspolizeibehörde.

Die Armen-Direction hat es der Direction der Anstalt anheim gegeben, mit Umgehung des Instanzenweges sich der Armen-Commissionen zur Begutachtung der Pflegestellen zu bedienen. Die Armen-Commssionen haben Anweisung von der Armen-Direction, auf Ersuchen der Direction der Irrenanstalt die nachgesuchte Prüfung der Pflegestellen stets umgehend vorzunehmen und binnen spätestens acht Tagen das Gutachten über die Tauglichkeit der Anstalt zugehen zu lassen. Ebenso hat das Polizei-Präsidium der Direction anheimgegeben, Anfragen über die wohnlichen und sonstigen Verhältnisse der Personen, welche Antrag auf Ueberlassung von Pfleglingen gestellt haben, unmittelbar an die Revier-Aemter zu richten. Von diesen

Befugnissen wird dergestalt Gebrauch gemacht, dass, wenn es sich um einen Antrag auf Uebernahme der Pflege eines bestimmten Geisteskranken, also um eine Gelegenheitspflegestelle, handelt, meist nur an die Polizeibehörde Anfrage gerichtet wird, bei Anträgen auf Ueberlassung von Pfleglingen im Allgemeinen aber an beide Behörden. Die Erkundigung beim Revieramt würde wohl stets genügen; die Erkundigung bei der Armen - Commission erfolgt, um zu erfahren, ob auch dieser die Pflegestelle genehm ist. Auf die Meinung der Armen-Commissionen wird um deswillen Gewicht gelegt, damit nicht Schwierigkeiten zu gewärtigen sind beim etwaigen Uebergang des in der Pflegestelle befindlichen Geisteskranken aus der Familienpflege der Anstalt in die der Armen-Direction unterstehende offene Armenpflege. Die Auskunft der Polizei besteht meist in Angaben rein thatsächlicher Natur: eine sehr genaue Beschreibung der Wohnung, Höhe des Miethspreises, Angaben über Beschäftigung, Arbeitsverdienst und Persönlichkeit des Antragstellers. Die Auskunft der Armen-Commission enthält meist ein Gutachten über die Tauglichkeit der Wohnung von allgemeineren Gesichtspunkten aus. So ergänzen sich die Angaben der Behörden; manchmal weichen sie auch nicht unbeträchtlich von einander ab und geben ein verschiedenes Bild der Verhältnisse. Die Armen - Commission spricht sich zuweilen gegen eine Pflegestelle aus, welche die Polizei empfiehlt. Auch das Umgekehrte kommt vor, aber seltener; es handelt sich dann meist um Thatsachen, die der Armen-Commission nicht bekannt sein konnten, z. B. Vorstrafen älteren Datums. Im Bedürfnissfalle wird die Entscheidung getroffen auf Grund eines dritten Berichtes, welchen der mit der Bearbeitung der Pfleglings - Angelegenheiten beauftragte Arzt zu erstatten hat.

Da die Benutzung der an die Person eines bestimmten Geisteskranken geknüpften Gelegenheitspflegestellen nach Erledigung derselben für die Belegung mit einem anderen Geisteskranken kaum wieder in Frage kommt, werden die der Belegung vorausgehenden Verhandlungen in den Personal-Akten der Geisteskranken, auf die sich die Gesuche beziehen, bearbeitet und eine besondere Nachweisung über diese Pflegestellen nicht geführt. Dagegen wird über die ständigen Pflegestellen eine Liste geführt, in welcher die als zulässig Befundenen eingetragen werden. Diese Pflegestellenliste, welche eine Uebersicht über die verfügbaren Pflegestellen giebt, ist für die Entwickelung der Familienpflege von grosser Bedeutung geworden.

Es ist eine Vorbedingung des Gedeihens dieser Einrichtung, über einen recht grossen Vorrath unbesetzter Pflegestellen zu verfügen. Man muss diesen Vorrath nur in der richtigen Weise verwerthen und nicht etwa gerade die Grösse des Vorraths, den die Liste aufweist und in dem das wirklich Brauchbare unter vielem Unbrauchbarem versteckt ist, sich zum Hinderniss werden lassen.

Wenn man für einen Pflegling, zu dessen Inpflegegabe eine Anknüpfung sich nicht gefunden, eine Pflegestelle aus der Liste in Benutzung zu ziehen sich entschliesst, wird man bestrebt sein, eine besonders passende Pflegestelle, womöglich unter allen die geeignetste aus möglichst zahlreichen auszusuchen und nicht etwa zu irgend einer beliebigen Pflegestelle, von der gerade Antrag vorliegt, greifen. Ebenso wenig ist es zu empfehlen, in rein schematischer Weise Pflegestellen aus jener Liste der geprüften, zur Besetzung vorgemerkten Pflegestellen etwa der Reihenfolge der Eintragung nach, oder sonst von äusserlichen Gesichtspunkten aus die Pfleger zur Uebernahme von Pfleglingen aufzufordern. Neben anderen Uebelständen führt dieses Verfahren die ärgerlichsten Verzögerungen mit sich; da die Pflegestellenliste naturgemäss nicht mit den thatsächlich vorhandenen Verhältnissen übereinstimmen kann. Vom Eingange des Gesuches bis zur Eintragung in das Verzeichniss vergehen unter Absolvirung der behördlichen Prüfungen eine Reihe von Wochen; bis von einer solchen eingetragenen Pflegestelle Gebrauch zu machen Bedürfniss da ist, können dann noch Monate vergehen. Bis dahin kann sich dann sehr viel verändert haben; die Leute sind verzogen, haben eine andere, vielleicht kleinere Wohnung gemiethet; sie haben zuweilen darauf verzichtet, überhaupt Pfleglinge zu nehmen; haben, nachdem sie in Erwartung der Besetzung ihre Räume haben monatelang leer stehen lassen, dieselben an Schlafburschen oder andere Aftermiether vermiethet und reagiren auf eine Aufforderung zur Uebernahme von Pfleglingen überhaupt nicht; was noch das kleinere Uebel ist im Vergleich zu dem Falle, dass sie die unterdess erfolgte Vermiethung von Wohnungstheilen ganz verschweigen und den Geisteskranken noch übernehmen. Um alle diese Unzuträglichkeiten zu vermeiden, ist es durchaus erforderlich, aus der Pflegestellen-Liste eine für den Fall besonders geeignete und zur Besetzung auch wirklich frei stehende auszuwählen auf Grund persönlicher Kenntniss der Pflegestelle oder nochmaligen Informationsbesuchs in ihr; nur dadurch wird man es vermeiden können, unliebsame

Verzögerungen durch wiederholtes Versagen der Aufforderungen zur Uebernahme von Pfleglingen an Leute, die längst darauf verzichtet haben, Pfleglinge zu nehmen, oder gar unangenehme Ueberraschungen in Folge von nach der behördlichen Prüfung in der Pflegestelle eingetretenen Veränderungen zu erleben. Nicht allein für die Inpflegegabe ist eine recht grosse Auswahl bietende Pflegestellenliste, welche ausgiebiges Individualisiren erlaubt, nothwendig; eine nicht geringere Bedeutung hat dieselbe für den Pflegestellenwechsel. Es ist für das Gedeihen der Familienpflege durchaus erforderlich, dass man in der Lage ist, Wünschen nach Wechsel der Pflegestelle, die von den in Pflegestellen befindlichen Kranken geäussert werden, in einer auf Einzelheiten eingehenden Weise zu entsprechen.

Die Prüfung der Pflegestellen und die Eintragung der für verwendbar gefundenen in das Verzeichniss der vorgemerkten Pflegestellen war der einzige Act, durch welchen die Pflegestellen als solche creirt wurden. Dem Pfleger wurde eine Mittheilung gemacht, dass diese Eintragung geschehen, aber irgend welche Gewähr dafür, dass die Anstalt von der Pflegestelle auch würde Gebrauch machen, war damit nicht verbunden. Bei der sodann erfolgenden Besetzung der Pflegestelle, fanden auch keinerlei materielle Aufwendungen von Seiten der Anstalt statt durch Gewährung von Gegenständen, etwa zur Bettung des Kranken. Dass von einer Lieferung von Gegenständen zur Bettung, Bettstelle, Bettwäsche u. s. w. abgesehen werden konnte, ist für die gedeihliche Entwickelung der Einrichtung von der grössten Wichtigkeit gewesen. Es kam eine eigentliche »Einrichtung« der Pflegestelle vollständig in Wegfall, während eine solche an andern Orten, wo man die Familienpflege einrichtete, nicht zu umgehen gewesen, da man genöthigt war, Bettstellen und Bettzeug in die Pflegestellen zu geben. Dadurch wurde das Verhältniss der Irrenanstalt Dalldorf zur Pflegestelle ein gänzlich anderes, als es der Fall gewesen wäre, wenn Aufwendungen für die Pflegestelle gemacht worden wären. Die Aufwendung für die Pflegestelle von Seiten der Anstalt hatte sich auf die Untersuchung der wohnlichen und persönlichen Verhältnisse des Pflegers beschränkt. Ein Interesse daran, irgend eine der Pflegestellen dann auch wirklich zu besetzen, hatte die Anstalt nicht, da keinerlei der Anstalt gehöriges Gut in ihnen angelegt war. Das Interesse daran, dass die Pflegestelle besetzt, bezüglich nach etwaiger Erledigung wieder besetzt würde, hatte nur der Pfleger, und es war des Pflegers Sache, durch möglichst gute

Abwartung des Pfleglings bei der Anstalt erst ein Interesse dafür zu erwecken, dass seine Pflegestelle nach einer etwaigen Erledigung wieder besetzt würde. Gelang ihm dies nicht, so hat die Anstalt keine Veranlassung, sich mit der Pflegestelle weiter zu befassen. Dadurch kommt im Verein mit dem Ueberangebot geeigneter Pflegestellen die für die Einrichtung der Familienpflege so nothwendige Flüssigkeit und Leichtbeweglichkeit der Verhältnisse zu Stande. Die Streichung der Pflegestelle im Verzeichnisse genügt, um sie zu beseitigen; die Eintragung einer anderen nach günstigem Bescheid der Erkundigungen um eine neue zu schaffen.

Die Anforderungen, welche für die Pflegestellen zu stellen sind, beziehen sich auf die Wohnung, die Persönlichkeit der Pfleger und der sonst noch an der Wohnung theilhabenden Personen. In Betreff der Anforderungen an die räumlichen Verhältnisse der Pflegestelle nimmt die Polizeibehörde in Berlin die Bestimmungen der Verordnung über das Schlafstellenwesen vom 17. Dec. 1880[*]) zum Maassstab bei ihrer Prüfung. In dieser Verordnung ist ein Mindestmaass an Schlafraum festgesetzt, unterhalb dessen auch die Polizei eine weitere Besetzung der Wohnräume mit Menschen unzulässig findet. Eine inhaltlich gleiche Verordnung hat der Regierungspräsident von Potsdam für die Kreise Nieder-Barnim und Teltow, welche für die Pflegestellen in den Vororten in Betracht kommen, erlassen, und dient diese den Ortspolizeibehörden zur Richtschnur für die Beurtheilung des Raumbedürfnisses. Die Anstalt ging in ihren Anforderungen namentlich bei den ständigen Pflegestellen weit über jenes Mindestmaass hinaus, doch schwankten gerade betreffs der räumlichen Verhältnisse die Pflegestellen zwischen sehr weiten Grenzen. Für die Pflegestellen, wo Geisteskranke bei ihren Angehörigen untergebracht waren, fanden sich alle Abstufungen vertreten, die in Bezug auf die Räume bei den Wohnungen der in kleinen und mittleren Verhältnissen lebenden Bevölkerungsklassen von Berlin vorkommen: von der finsteren Kellerwohnung und der thurmhohen Wohnung in der fünften Etage des Hintergebäudes dieser castellartigen Häuser bis zur besseren Wohnung im Vorderhaus. Anders bei den ständigen Pflegestellen, wo, wenigstens in Berlin, eine grössere Gleichförmigkeit zu bemerken war. Es waren dies meist Wohnungen, gelegen im Parterre bis zur vierten Etage des Hintergebäudes, bestehend aus zwei bis drei

---

[*]) Siehe Anhang Beilage No. 3.

Räumen. Diese Zahl Räume war als genügend anzusehen, da in den mit Nichtangehörigen besetzten Pflegestellen Kinder stets nur wenige und meist nur jüngere da waren. Familien mit grosser Kinderzahl konnten als Pflegestellen nicht berücksichtigt werden, boten sich auch nur ganz selten an. Mehr Räume waren vorhanden, wenn erwachsene Kinder oder andere Angehörige neben den Eheleuten an der Wohnung Antheil hatten, da diese durch ihren Arbeitsverdienst das Miethen einer grösseren Wohnung ermöglichten.

Der Pflegling hielt sich Tags über in dem Raume auf, wo die Familie des Pflegers sich aufhielt, schlief aber meist getrennt von den übrigen oder mit erwachsenen Familienangehörigen desselben Geschlechts in einem Raume. Die Forderung eines besonderen Raumes innerhalb der Wohnung des Pflegers für den Pflegling ist nie erhoben worden. Waren in einer Pflegestelle zwei oder mehr Pfleglinge untergebracht, so machte es sich von selbst, dass für dieselben ein Raum zur alleinigen Benutzung bestimmt war. Dies bewirkte aber dann, dass die Pfleglinge, auch Tags über von der Familie des Pflegers abgesondert, mehr sich selbst überlassen waren. Wenn es sich um Kranke mit geringeren Veränderungen handelt, die vielleicht durch eine Arbeitsgelegenheit von ihrer Stube fern gehalten werden, so hat dies weniger auf sich. Von grösserer Bedeutung aber ist der Wegfall der Beaufsichtigung, die sich von selbst ergiebt, wenn der Kranke sich beständig in der Familie des Pflegers bewegt, für tiefer stehende Kranke. Der Aufenthalt der Pfleglinge in einem besonderen Raume, abgesondert von der Familie der Pfleger ist dann nur eine Brücke zur Vernachlässigung. Ich bin deshalb der Belegung einer Pflegestelle mit mehr als einem Kranken, wenn eine genauere Beobachtung auch nur einigermaassen wünschenswerth war, auch bei reichlich vorhandenem Raume stets entgegen gewesen, so sehr auch die Pfleger nach einem zweiten Pflegling drängten, weil sich die Verpflegung Geisteskranker für den Pfleger erst bei mehr als einem Pflegling recht bezahlt macht. Einige Male bewährte es sich, die Belegung einer Pflegestelle mit zwei Kranken in d e r Gestalt vorzunehmen, dass in dieselbe Pflegestelle eine schwächere, geistig tiefer stehende Kranke mit einer zweiten von besserer Intelligenz zusammengethan wurde, welche sich der ersteren nach Möglichkeit anzunehmen, als ihre Aufgabe betrachtete. Doch war es selten, zwei derart zusammenpassende Kranke zu finden. Es blieb die Regel, dass in jede Pflegestelle nur je ein Geisteskranker in Pflege gegeben wurde. Drei

Viertel von der Gesammtzahl sind so untergebracht; das übrig blei-
bende Viertel vertheilt sich dermaassen, dass sie meistens zu zweien,
seltener zu dreien in einer Pflegestelle sich befinden. Vier Pfleglinge haben sich nur ausnahmsweise einige Male in einer Pflegestelle
befunden, ohne dass sich irgend welche Bedenken daraus ergeben
haben; mehr als vier Pfleglinge sind in einer Pflegestelle nicht
untergebracht gewesen. Es sind die Verhältnisse meistens nicht
derartige, dass eine Unterbringung von mehr als zwei Pfleglingen
zulässig wäre; grundsätzliche Bedenken dagegen sind nicht geltend
zu machen.

Betreffend die persönlichen Verhältnisse der Pfleger
wurde gefordert, dass sie in einem festen Arbeitsverhältniss stünden
— dass ihr Einkommen in angemessenem Verhältnisse zur Grösse
ihrer Familie stünde — dass keine fremden Personen an der Wohnung Antheil als Schlafburschen u. s. w. hätten — und, bei Pflegestellen für weibliche Geisteskranke, dass keine erwachsenen männlichen
Familienangehörigen in der Wohnung sich befänden. Betreffend
den Beruf ergab die Erfahrung nicht, dass gewisse Berufsklassen
vor andern besonders geeignet wären. Dass die grosse Mehrzahl der
Pfleger Arbeiter und kleine Handelsleute und Handwerker waren,
war nur die Folge der vorwiegenden Zusammensetzung des Pflegestellen anbietenden Publikums. Es fanden sich unter den Handwerkern und Geschäftsleuten auch besser situirte, doch wurden diese
nicht bevorzugt. Denn in diesen Familien fiel etwas weg, was der
Mehrzahl der Pfleglinge die Pflege angenehm machte: die völlige
Gleichstellung, welche die Pfleger ihnen in Vergleich zu den übrigen
Familienmitgliedern angedeihen liessen; in jenen Familien konnte
es nicht ausbleiben, dass das Verhältniss des Pfleglings zur Familie
mehr dem eines, wenn auch bevorzugten Dienstboten ähnelte.
Bauernfamilien wurden nur dann als Pfleger herangezogen, wenn
ganz bestimmte Rücksichten darauf hinwiesen. Es zeigte sich bald,
dass die eigentliche Landbevölkerung der Umgebung der Anstalt,
die Autochthonen des Niederbarnim's im Gegensatz zu der Vor-
stadt-Bevölkerung desselben Kreises der Familienpflege Verständniss
nicht entgegenbrachten. Diese Bauern nutzten die Arbeitskraft der
Pfleglinge aus, sodass dieselben wegen Ueberanstrengung ihnen ab-
genommen werden mussten. An andern Orten*) wurden auch von

---

*) Vergl. Seite 58.

uns mit der Landbevölkerung bessere Erfahrungen gemacht. In hohem Maasse waren als Pfleger einzelstehende Frauen geeignet, deren eine ganze Anzahl Pflegestellen auch für männliche Pfleglinge inne hatten. Einige Male wurden Geisteskranke, die nicht in Dalldorf, sondern in kleinen Privatanstalten auf Kosten der Stadt verpflegt wurden, nicht von diesen Anstalten weg in die Stadt, sondern in den Hausstand der Besitzer jener Anstalten in Pflege übernommen, wenn es angezeigt erschien, den Kranken in der Umgebung, in der er sich eingelebt hatte, zunächst weiter noch zu belassen. Die wenigen als Pfleger thätigen Familien von Irrenanstalts-Wärtern gehörten Wärtern der Anstalt Dalldorf an, deren Familien ausserhalb der Anstalt wohnten. Eine Uebersicht über den Beruf der Inhaber der in Benutzung gezogenen Pflegestellen, in denen dem Pfleger nicht verwandte Geisteskranke verpflegt wurden, giebt die folgende Tabelle:

Pflegestellen bei:	1890/91			1891/92		
	Männliche	Weibliche	Pfleglinge	Männliche	Weibliche	Pfleglinge
Arbeiterfamilien	14	47	61	39	77	116
Bauernfamilien	2	—	2	8	—	8
Familien selbstständiger Handels- oder Gewerbetreibenden	20	24	44	36	25	61
Beamtenfamilien	—	5	5	1	6	7
Irrenanstalts-Besitzern	2	1	3	3	4	7
Familien von Irrenanstalts-Wärtern	6	5	11	3	2	5
Einzelstehenden Frauen	6	18	24	14	32	46
Summe	50	100	150	104	146	250

Abgesehen von den 14 Pflegestellen des Etatsjahres 1890/91 bei Irrenanstalts-Besitzern und Irrenanstalts-Wärtern waren noch 19 Familien unter den übrigen Pflegestellen, wo eines der beiden Eheleute früher einmal Wärterdienste in einer Irrenanstalt gethan hatte. Im Etatsjahre waren neben 12 noch im Dienste der Irrenpflege Stehenden 16 solcher Familien vorhanden. Es ergiebt sich also, dass 1890/91 33 von 150, also 22%, 1891/92 28 von 250, also 11% der Pfleger, welche ihnen nicht verwandte Geisteskranke verpflegten, in der Irrenpflege schon Erfahrung hatten. Die Verwendbarkeit der Uebrigen als Pfleger war deshalb durchaus keine geringere und es hätte können im Verlauf der Entwickelung der

Familienpflege auf die Verwendung dieser Wärter- u. s. w. Familien verzichtet werden. Eine grössere Rolle spielte ihre Verwendung im Anfang, als es sich darum handelte, die Verpflegung der Geisteskranken ausserhalb der Anstalt auszuprobiren und im Publikum Lust zu erwecken, Pflegestellen anzubieten.

Das wichtigste Moment in der Pflegestelle ist die Persönlichkeit des Pflegers und der Grad des Verständnisses, das der Pfleger dem krankhaften Wesen des Kranken entgegenbringt. Nachdem man eine grosse Reihe von Pflegern in ihrem Verhalten gegen die Kranken beobachtet hat, sieht man, wie verschieden die Begabung der Menschen nach der Richtung hin ist. Es giebt kreuzbrave Leute, die ihr Bestes an dem Pflegling zu thun sich bemühen, eine saubere Wohnung haben und geordnete Verhältnisse darbieten, und doch ist es nicht möglich, einen Geisteskranken bei ihnen zu belassen: Pfleger und Pflegling verstehen sich nicht. Es giebt andererseits Pflegestellen, die nur das Nothwendigste bieten, und doch ist nicht bloss einmal ein Pflegling dort zufrieden, sondern alle Pfleglinge, mit denen die Pflegestelle der Reihe nach besetzt wird, äussern sich in gleicher Weise zufriedengestellt. Es ist dies eine der Ursachen, welche den so ausserordentlich verschiedenen Werth der einzelnen Pflegestellen im Gefolge haben. Wenn irgendwo, ist es bei der Beurtheilung der Pflegestellen nöthig, nicht nach Aeusserlichkeiten zu urtheilen, also hier etwa nach der Geräumigkeit der Wohnungen oder nach der Behäbigkeit der Einrichtung. Das Wohlbefinden eines Menschen, wenn auch eines, dessen Seele beschädigt ist, in seiner Umgebung ist eben abhängig von Imponderabilien, die sich nur fühlen, nicht sehen lassen. Man muss es sich immer wieder vor Augen führen, wenn man das Urtheil zu fällen hat, ob eine Pflegestelle geeignet sei oder nicht, dass der Geisteskranke trotz seiner Krankheit ein Mensch ist mit bestimmten Neigungen und Abneigungen. Für die Erzeugung des Wohlbehagens oder Unbehagens der Geisteskranken in ihrer Pflegestelle stehen die Persönlichkeiten der Pfleger in erster Linie. Von den Personen der Familie der Pfleger kommen wieder am meisten in Betracht die, welche Tags über zu Hause sind, das wird meistens die Frau sein. Von der Frau hängt die Brauchbarkeit der Pflegestelle ab. Der Mann spielt, weil meistens Tags über seiner Beschäftigung nachgehend, keine Rolle. Eine auch nur etwas nervöse, leicht aufgeregte, zu Affecten geneigte Frau macht die Pflegestelle ungeeignet, so passend die Verhältnisse

auch sonst sein mögen. Es war eine der häufigsten Veranlas-
sungen für nachträgliche Wiederaufhebung einer besetzten Pflegestelle, dass eine solche Beanlagung der Frau sich herausstellte;
so sehr ich auch bemüht war, durch Fragen nach Kopfschmerzen,
Verstimmungen, Nervosität, schlechtem Schlaf vor der Besetzung einer
neuen Pflegestelle nach Möglichkeit mich nach der Richtung hin zu
orientiren.

Die Höhe der Anforderungen, welche zu stellen sind, haben kein
absolutes, sondern ein relatives Maass. Sie haben sich zu richten nach
der Art des Kranken, der in Pflege gegeben werden soll und nach
dem Grade des zwischen Pfleger und Pflegling etwa vorliegenden ver-
wandtschaftlichen Verhältnisses. Je näher der Grad dieser Verwandtschaft ist, desto eher wird man etwas Nachsicht üben dürfen in der
Annahme, dass ein Zusammensein mit Gliedern der eigenen Familie
für den Geisteskranken werthvoll sein müsse. Ferner werden im
Allgemeinen für ständige Pflegestellen die Anforderungen höhere
sein müssen, als für Gelegenheits-Pflegestellen. Bei den letzteren
ist man ja so oft für die Unterbringung eines Kranken durch die
Umstände auf die Benutzung einer ganz bestimmten Pflegestelle
derart hingewiesen, dass die Inpflegegabe überhaupt unterbleiben
müsste, wenn man auf den Gebrauch dieser bestimmten Pflegestelle
verzichten wollte. Dies lässt es unter den Umständen eines einzelnen bestimmten Falles als angezeigt erscheinen, die Anforderungen
auf ein gewisses nothwendiges Mindestmaass zurückzuschrauben.
Auch betreffend die für die ständigen Pflegestellen zu stellenden
Anforderungen lässt sich kein absolutes Maass aufstellen; sind ja
auch die in diese Pflegestellen zu gebenden Kranken ganz verschiedene. Deshalb sind auch die von Polizei- und Armenbehörden
eingehenden Berichte über eine Pflegestelle für die Anstalt nicht ent-
scheidend, sondern nur werthvolles Material für die von der Anstalt
zu treffende Entscheidung über die Tauglichkeit der Pflegestelle.
Im Allgemeinen sind die Anforderungen um so höher zu stellen,
namentlich was die persönlichen Eigenschaften des Pflegers anbetrifft,
je tiefer geistig der Kranke steht, den man in Pflege geben will.
Insbesondere dürfen blöde Kranke nur zu Pflegern gegeben werden,
die man persönlich einige Zeit kennt, und deren Zuverlässigkeit man
bei Gelegenheit der Verpflegung geistig höher stehender Kranken
schon erprobt hat.

Einer polizeilichen Genehmigung unterliegt die Inpflegegabe eines Geisteskranken als ein Abkommen privater Natur zwischen Anstalts-Direction und Pfleger nicht. Das Kgl. Polizei-Präsidium hat wiederholt ausgesprochen, dass zur Unterbringung einzelner Geisteskranker in Privaträumen polizeiliche Genehmigung nicht erforderlich sei. Es ist deshalb die von der Anstalt ausgehende Anfrage an die Polizei über eine in Berlin gelegene Pflegestelle der Einholung einer Information gleichzuachten, welche die Anstalt einzieht im Interesse des Kranken, das ein nach Möglichkeit vollständiges Informirtsein über die Angelegenheiten des Pflegers als wünschenswerth erscheinen lässt. Hingegen unterliegt die Inpflegegabe eines Geisteskranken der Berliner Irrenpflege nach einem Orte ausserhalb der Weichbildgrenze der Genehmigung des Gemeinde-Verbandes, welchem der Wohnsitz des Pflegers zugehört, da nach einer zu § 31 des Gesetzes über den Unterstützungswohnsitz vom 6. Juni 1870 ergangenen Entscheidung (Entscheidungen, Band XII. Seite 96) kein Armen-Verband gebunden ist, eine andauernd hülfsbedürftige Person, welche anderwärts ihren Unterstützungswohnsitz hat, in ihrem Bezirke zu dulden. Die Vorortsgemeinden Berlins legten dem Aufenthalt der Pfleglinge in ihrem Gemeindebezirke Schwierigkeiten nicht in den Weg. Auch hatten sie keine Ursache, die Anwesenheit der Pfleglinge der Stadt Berlin als eine Last zu empfinden, da in Folge der starken Vertheilung der Pfleglinge über das Gebiet der Umgebung Berlins meist nur einige wenige in je einer Gemeinde sich befanden. Nur eine einzige Gemeinde in der Nachbarschaft der Anstalt, in deren Bezirk allerdings eine sehr grosse Anzahl Pfleglinge untergebracht waren, machte der Belegung ihres Gebietes mit Pfleglingen Schwierigkeiten, da sie deren Anwesenheit als eine Belästigung empfand. Die Belästigung bestand in den von der Ortspolizeibehörde auszustellenden Lebensbescheinigungen zu den monatlichen Pflegegeldquittungen, ferner in der, besonders im Anfang der Einrichtung in Folge Unkenntniss von Seiten der Pfleger zuweilen vorkommenden Inanspruchnahme der vorläufigen Fürsorge (§ 28 des Gesetzes vom 6. Juni 1870) bei plötzlicher körperlicher Erkrankung des Pfleglings. Es wurden kleine Uebertretungen von Polizeiverordnungen durch Pfleglinge, die man in anderen Gemeinden und in Berlin bei der offenkundigen Geisteskrankheit der Pfleglinge auf sich beruhen liess, zur Veranlassung von Reclamationen gegenüber der Anstalt. Auch wurde versucht, gegen die Pfleger vorzugehen und eine Handhabe gegen sie zu gewinnen, dass sie durch Ausserachtlassen der Pflicht der Beaufsichtigung eine Fahrlässigkeit sich hätten zu Schulden kommen lassen. Ferner wurde die Inpflegegabe von als gemeingefährlich in die Anstalt aufgenommenen Geisteskranken in das Gemeindegebiet zu verhindern gesucht dadurch, dass man zur Vorbedingung der Zulassung des Geisteskranken in die Pflegestelle eine ärztliche Aeusserung über bei dem Kranken vor sich gegangene Heilung machen wollte in Gemässheit § 10 Th. II. Tit. 17. A. L. R. und § 20 des Gesetzes über die Polizei-Verwaltung vom 11. März 1850, bez. §§ 127 ff. des Gesetzes über die allgemeine Landesverwaltung vom 30. Juli 1883. Die Behörden der Berliner Irrenpflege haben über dieses Sträuben gegen die Aufnahme der Pfleglinge nicht unbillig gedacht, weil die Verwaltung jener tausende Einwohner starken Gemeinde mit einer fluctuirenden Bevölkerung nach der alten Land-Gemeinde-Ordnung vom 14. April 1856 beträchtliche Schwierigkeiten bot, weil ferner in diesem Gemeindebezirk ausserdem eine grosse Anzahl von Berliner Armen wohnte und den Behörden dieser Gemeinde schon eine hohe Arbeitslast aus der Bewältigung der eigenen ausgedehnten Armenpflege erwuchs.

In Folge der Bestrebungen, die Pfleglinge aus einem Gemeindebezirk fern zu halten, ist die rechtliche Natur der Pflegestellen Gegenstand der Controverse geworden. Es wurde geltend gemacht, dass die Pflegestellen als Privat-Irrenanstalten im Sinne des § 2 des Gesetzes vom 23. Juli 1879 betreffend die Abänderung einzelner Bestimmungen der Gewerbe-Ordnung anzusehen seien und demgemäss concessionspflichtig seien. Einen Erfolg haben diese Bemühungen, unsere Pflegestellen den Bestimmungen der Gewerbe-Ordnung zu unterwerfen, nicht gehabt. Das Wesen einer Privat-Irrenanstalt kann nicht darin liegen, dass dieselbe eine Räumlichkeit ist, in welcher Irre verpflegt werden, wie dies in rein äusserlicher Auffassung des Begriffs der Irrenanstalt Gesetze mancher fremder Staaten annehmen; z. B. das belgische Irren-Gesetz vom 26. Dec. 1873, welches bestimmt, dass als eine Irrenanstalt jedes Haus anzusehen ist, in welchem auch nur ein einziger Geisteskranker, der nicht zur Familie gehört, auch nicht unter Vormundschaft des Haushaltungsvorstandes gehört, verpflegt wird. Vielmehr gehört es zum Begriff der Irrenanstalt im Sinne des Gesetzes vom 23. Juli 1879, dass eine »Anstalt« vorliegt, d. h. eine Räumlichkeit, in welcher besondere Einrichtungen getroffen sind, die derselben einen ganz bestimmten Charakter aufdrücken. Diese Einrichtungen dienen dazu, den in diesem Hause verpflegten Geisteskranken in ihrer freien

Bewegung und ihrem Verkehr mit der Aussenwelt gewisse, durch ihre Krankheit nothwendig werdende Beschränkung aufzuerlegen. Solche besondere Einrichtungen fehlen aber bei den Pflegestellen. Denn es fehlt ihnen das Wesentlichste der Irrenanstalt: die Detentionsbefugniss, völlig, welcher Befugniss jene besonderen Einrichtungen zum grössten Theil dienen. Ebenso wenig kann der Begriff der Privat-Irrenanstalt etwa durch eine gewisse Zahl von Geisteskranken, die in einem Hausstande verpflegt werden, erreicht werden, indem man vielleicht annähme, dass, wenn in einem Hausstande mehr als ein nicht zur Familie gehöriger Geisteskranker verpflegt würde, eine Privat-Irrenanstalt als vorliegend zu erachten sei. Es ist vielmehr, auch wenn mehr als ein Geisteskranker in einer Pflegestelle verpflegt wird, der Wegfall der Berechtigung und der Verpflichtung zu einer Beschränkung der Geisteskranken der Grund, warum die Pflegestellen nicht als Privat-Irrenanstalten anzusehen sind.

Dem Pfleger eine Berechtigung oder Verpflichtung zu irgend welcher Beschränkung des Pfleglings aufzuerlegen, ist nie Absicht der Anstalt gewesen. Wie wenig eine solche Beschränkung Absicht war, geht aus dem Wortlaute des Pflegevertrages hervor, wo er von der Verpflichtung des Pflegers zur Beaufsichtigung spricht; es heisst hier: »Der Pfleger verpflichtet sich, den Pflegling zu beaufsichtigen und dafür zu sorgen, dass derselbe möglichst wenig allein auf die Strasse und in öffentliche Locale geht.« Die gebrauchte Wortfügung »möglichst wenig« bringt zum Ausdruck, dass die Verpflichtung zur Beaufsichtigung des Kranken abhängig sein soll von der vorhandenen Möglichkeit hierzu, und dass durch Zwang diese Möglichkeit nicht hergestellt werden soll. Dem Willen des Kranken gegenüber hat der Pfleger keine anderen Mittel zu Gebote, als die natürliche Ueberlegenheit des geistig Gesunden über den Schwachsinnigen. Nicht eine Beschränkung des Willens des Kranken soll der Pfleger zur Anwendung bringen, sondern seine überlegene Einsicht, die hinreichend ist, um das Verhalten des Kranken zu beeinflussen. Wäre den Pflegern eine Verpflichtung oder Berechtigung aufzuerlegen gewesen, gegen die Pfleglinge einen Zwang auszuüben, so würde der Familienpflege eine ganz andere Gestalt zu geben gewesen sein. Es würde sich gezeigt haben, dass die meisten Pfleger dieser Verpflichtung nicht hätten nachkommen können; ferner dass, wo die Pfleger dieselbe zu übernehmen in der Lage gewesen wären, sie dies nur bei

Aufwendung beträchtlich höherer Pflegegelder hätten durchführen können. Es würden aber dann aus den Pflegestellen kleinste Privatanstalten geworden sein und das Wesentliche der Familienpflege wäre verloren gewesen.

Die örtliche Vertheilung der Pflegestellen auf Berlin und seine Umgebung war in den letzten Jahren derart, dass etwa zwei Drittel der Pflegestellen innerhalb Berlins, ein Drittel ausserhalb sich befanden. Es war dies eine natürliche Folge der Thatsache, dass die Beziehungen der Kranken fast alle nach Berlin wiesen; im Besonderen hatten die bei Verwandten Untergebrachten nur ausnahmsweise ausserhalb Berlins ihre Pflegestelle. In Berlin befinden sich einzelne Pflegestellen über die ganze Stadt verstreut, die grössere Mehrzahl aber in den Stadttheilen O., SO. und N., und zwar ist hier wieder die Müllerstrasse und ihre Seitenstrassen am häufigsten in Anspruch genommen. Von den ausserhalb Berlins gelegenen Pflegestellen wiederum befinden sich die meisten auf den der Anstalt am nächsten gelegenen Gebieten der Gemeinden Dalldorf und Reinickendorf, da aus diesem Bezirk das grösste Angebot von Pflegestellen sich geltend machte. Des Genaueren ergiebt sich die Vertheilung aus der folgenden Tabelle über die während der Etatsjahre 1890/91 und 1891/92 in Anspruch genommenen Pflegestellen:

	1890/91			1891/92		
	Männliche	Weibliche	Pfleglinge	Männliche	Weibliche	Pfleglinge
Pflegestellen im Dorf Dalldorf . .	7	12	19	13	8	21
» » » Reinickendorf	13	35	48	22	48	70
» in anderen Orten der näheren Umgebung Berlins . .	1	20	21	8	26	34
Pflegestellen in Orten der weiteren Umgebung Berlins	1	2	3	8	6	14
Zusammen Pflegestellen ausserhalb Berlins	22	69	91	51	88	139
Pflegestellen innerhalb Berlins. .	80	77	157	150	125	275
Zusammen Pflegestellen	102	146	248	201	213	414

Die in Anspruch genommenen Orte der näheren Umgebung Berlins waren: Tegel, Hermsdorf, Lübars, Niederschönhausen, Pankow, Buchholz, Weissensee, Lindenberg, Friedrichsberg, Köpenick, Friedrichshagen, Rixdorf, Tempelhof, Lankwitz, Wilmersdorf, Charlottenburg,

Potsdam. Von diesen Orten schien mir Köpenick die für eine aus-
gebreitete Familienpflege geeignetsten Verhältnisse zu bieten; doch
wurde Köpenick nicht stärker besetzt, da das Bedürfniss nach Pflegestellen in näher gelegenen Orten befriedigt werden konnte. In Orten
von weiterer Entfernung waren Pfleglinge nur ausnahmsweise untergebracht: in und bei Oranienburg, in Bernau, in Lehnin, in Lübben,
ausserdem in einem Dorfe bei Zehdenick und einem Dorfe bei Lübben.
Hier zeigte sich im Gegensatz zu den in Niederbarnim gemachten un-
günstigen Erfahrungen, dass auch die Landbevölkerung wohl geeignet
zur Familienpflege sei. In einigen westlich von Lübben gelegenen
Dörfern, darunter Niewitz, würde man unschwer eine grössere Zahl
Pfleglinge angemessen haben unterbringen können. Die Entfernung
und mangelnder Bedarf an ländlichen Pflegestellen waren der Grund,
warum die dortigen günstigen Verhältnisse nicht ausgenutzt wurden.

Das Pflegegeld.

Betreffend die Pflegegelder war zunächst die Verrechnung zu
regeln. Der Etat der Irrenanstalt hatte bis zur Einrichtung der
Familienpflege Mittel nicht ausgeworfen für laufende Unterstützungen
an ausserhalb der Anstalt sich befindende Kranke. Der Titel des
Etats: Unterstützungen, Unterabtheilung 1: für aus der Anstalt Entlassene an die Armen-Direction zurückgewiesene Kranke, war für einmalige bei der Entlassung mitzugebende Unterstützungen bestimmt.
Die in Pflege zu Gebenden waren nun nicht anzusehen als Entlassene,
auch trugen die von der Anstalt an die Personen, bei denen die
Geisteskranken unterzubringen waren, auszuzahlenden Pflegegelder
nicht den Charakter von Unterstützungen, sondern von laufenden
Verpflegungskosten, waren also analog zu setzen den Kosten der
von der Stadt in Privatanstalten untergebrachten Geisteskranken.
Es wurde dementsprechend beim Titel »Pflegegeld für in Privat-
ánstalten untergebrachte Geisteskranke« unter verallgemeinernder
Veränderung seiner Bezeichnung eine Unterabtheilung 2: für die
Kosten der in Familienpflege untergebrachten Kranken eingerichtet.
Nothwendig war ferner die Festsetzung der Zahlstelle der Pflege-

gelder unter Berücksichtigung der räumlichen Vertheilung der Pflegestellen. Da die Armen-Commissionen gemäss dem mehrfach erwähnten
Abkommen vom 7. Juli 1885 ausser Betracht bleiben sollten, so
konnten als Zahlstellen nur die Stadthauptkasse und die Vorschusskasse der Anstalt in Berücksichtigung kommen. Es wurde zunächst
bestimmt, dass als Zahlstelle für die Pflegestellen ausserhalb Berlins,
von denen damals nur solche in der Nähe der Anstalt in Dalldorf
und Reinickendorf in Betracht kamen, die Vorschusskasse der Anstalt
dienen sollte. Für die in Berlin Untergebrachten wurden die Pflegegelder auf die Stadthauptkasse zur directen Zahlung angewiesen.
Diese Theilung stellte sich bald als unpraktisch heraus. Wenn auch
Verlegungen von Kranken aus Pflegestellen ausserhalb nach solchen
in Berlin bei der anfänglich geringen Zahl von Pfleglingen noch
kaum vorkamen, so erwies es sich doch schon nach Jahresfrist als
nothwendig, einen einheitlichen Modus herzustellen. Es wurde in
Folge dessen die Vorschusskasse der Anstalt alleinige Zahlstelle, und
dabei ist es geblieben.

Die Zahlung erfolgt gegen Quittung des Pflegers an diesen
unter Vorstellung des Pfleglings behufs Nachweises des Lebens desselben. In Ermangelung persönlicher Vorstellung des Pfleglings tritt
eine amtliche Lebensbescheinigung an Stelle derselben. In Berlin
stellen diese die Revierämter der Polizei, in den Vororten die Amtsvorsteher aus. Gezahlt wurde das Pflegegeld am ersten eines jeden
Monats bezw. am Tage der Inpflegegabe, wenn dieselbe im Laufe
des Monats erfolgt und zwar im Voraus auf einen Monat, bezw. auf
den noch laufenden Rest des Monats. Es unterlag der Erwägung,
ob die Pflegegelder praenumerando oder postnumerando gezahlt
werden sollten. Die Armen-Direction zahlt das Almosen, d. h. die
laufenden Unterstützungen, welche direct gezahlt werden, an die
unterstützten Personen praenumerando nach § 78 der Geschäftsanweisung für die Armen-Commissionen. Für Verpflegungsgelder, die
von der Armen - Direction zu zahlen sind, hat sich aber der Gebrauch eingebürgert, sie praenumerando zu zahlen und ist der Gebrauch durch bindende Bestimmungen festgelegt worden, dass
Unterstützungen, welche an dritte Personen für die, denen die
Unterstützung zu Theil werden soll, gezahlt werden, grundsätzlich nur postnumerando zu zahlen sind. Die Gründe dafür waren
die Umständlichkeiten der Rückzahlung des überhobenen Pflegegeldes beim Wechsel der Pflegestelle und die Verluste die hier-

bei entstanden. Es wurde geltend gemacht, dass häufig im Laufe des Monats nach kurzer Zeit die Pflegestellen gewechselt und von den Pfleglingen ohne Vorwissen der betreffenden Armen-Commission neue Pflegestellen aufgesucht wurden, ferner dass die überhobenen Pflegegelder häufig nicht zurückgezahlt wurden. Von diesem Vorkommniss ist die Praenumerandozahlung wohl nicht zu befreien. Der verursachte Schaden kann aber gegen die grossen Vortheile derselben nicht aufkommen, welche sie hat für die reichliche Gewinnung vieler geeigneter Pflegestellen zur Auswahl, wie solche nöthig war. Um diese vortheilhafte Versorgung mit Pflegestellen sicher zu stellen, entschied sich die Anstalt für die Praenumerandozahlung. Das gegen diesen Zahlungsmodus zur Aussprache gebrachte Argument: die Pflegestelle könne keine geeignete sein, welche den Pflegling nicht einen Monat ohne vorherige Zahlung unterhalten könne, kann als stichhaltig bei den Verhältnissen der Bevölkerungsklassen, aus welchen die Pfleger sich hauptsächlich rekrutiren, nicht anerkannt werden. So kam denn in der Hauptsache, aber nicht ausschliesslich, die Praenumerandozahlung in Anwendung; eine Ausnahme machten nur einige entferntere ländliche Pflegestellen. Ferner empfiehlt sich die Postnumerandozahlung dann, wenn Geisteskranke mit schwankendem und sich oft plötzlich änderndem Verhalten, sodass häufige Wiederaufnahme schon nöthig gewesen, zu wiederholtem Male zu Verwandten in Pflege gegeben werden. Es ist kein Zweifel, dass der angewendete Zahlungsmodus nicht zu entbehren gewesen wäre und zur Ausdehnung der Einrichtung namentlich beigetragen hat, weil er der Schnelligkeit der Ausführung der Inpflegegabe im einzelnen Falle so wesentlich zu Gute kommt. Für die Rechnungsführung macht freilich die Praenumerandozahlung grosse Schwierigkeiten und viel Arbeit in Folge der Verrechnung der bei den Wiederaufnahmen während des Monats sich herausstellenden Ueberzahlungen. Ein Theil der Ueberzahlungen kann, wenn die Pflegestelle wieder besetzt wird, verrechnet werden; ein Theil der Pflegestellen gelangt aber nicht zur Wiederbesetzung. Dann macht die Rückforderung der überzahlten Pflegegelder aus den über so grossen Bezirk verstreuten Pflegestellen erhebliche Schwierigkeiten, und die Arbeit steht häufig nicht im Verhältniss zu dem Gegenstande. Die Rückzahlung eines ziemlichen Theiles der Ueberzahlungen ist überhaupt nicht zu erlangen. Häufig genug handelt es sich um sehr arme Angehörige der Pfleglinge. Die entstehenden Ausfälle müssen als eine Kostenerhöhung angesehen werden, welche durch die Thatsache, dass es sich um Verpflegung von Geisteskranken handelt, nothwendig gemacht wird. Es ist auch für nicht mehr als billig anzusehen, dass dem Pfleger die Uebernahme des Kranken auch durch den Zahlungsmodus des Pflegegeldes thunlichst erleichtert werde, namentlich wenn es sich, wie so häufig, um Uebernahme von Kranken mit unangenehmen Eigenschaften handelt.

Betreffend die Festsetzung der Höhe des zu zahlenden Pflegegeldes wurden allgemein gültige Vorschriften nicht getroffen. Wie schon dargelegt, wurde in der ersten Zeit der Entwickelung der Familienpflege für jede einzelne Inpflegegabe Antrag auf Anweisung des Pflegegeldes unter Hervorhebung der Angemessenheit der Höhe des beantragten Pflegegeldes von der Direction an das Curatorium gerichtet. Auch späterhin, als die Direction die Pflegegelder selbst anwies, wurde der Betrag des Pflegegeldes von Fall zu Fall unter Berücksichtigung der vorliegenden Verhältnisse festgesetzt. An diesem Gebrauch der Normirung des Pflegegeldes unter jedesmaliger Erwägung der für den Fall in Betracht zu ziehenden Umstände ist festgehalten worden und eine Schablonisirung in der Pflegegeldbemessung grundsätzlich vermieden worden. So kommt es, dass die Pflegegeldsätze eine Scala aufweisen mit den Zahlen 12, 15, 18, 20, 22, 23, 24, 25, 28, 30, 40, 50 Mk. für den Monat. Die höheren Sätze über 25 Mk. kommen nur ausnahmsweise, 40 und 50 Mk. nur je einmal vor; die niederen, unter 20 Mk., sind auch selten, sodass die Mehrzahl der Pflegegelder zwischen 20 und 25 Mk. beträgt. Eine Berechnung der durchschnittlichen Höhe des factisch gezahlten monatlichen Pflegegeldes ergab für die aufeinander folgenden Rechnungsjahre die nachstehenden Sätze:

im Etatsjahr 1885/86 — 21,10 Mk.
»   »   1886/87 — 24,57 »
»   »   1887/88 — 22,56 »
»   »   1888/89 — 22,55 »
»   »   1889/90 — 22,58 »
»   »   1890/91 — 21,93 »
»   »   1891/92 — 21,33 »

Mit in Betracht zu ziehen bei der Beurtheilung der Höhe der Pflegegelder ist die Verpflichtung der Pfleger, sich zur Erhebung des Pflegegeldes in der Anstalt einzufinden und bei der Gelegenheit die Pfleglinge daselbst vorzustellen, und der Umstand, dass etwa

hierzu nöthige Reisekosten der Pfleger zu tragen hatte. Eine grosse
Anzahl der Pfleger hatte eine Pferdebahnfahrt zu machen, für die
bis zu zwei Mark insgesammt jedesmal aufzuwenden war, auch die
Reisekosten, wenn bei grösseren Entfernungen die Eisenbahn benutzt werden musste, hatte der Pfleger zu tragen.

Die gezahlten Pflegegeldsätze sind höher, als die von der
Armen-Direction für die in der offenen Armenpflege verpflegten
Hülfsbedürftigen gemachten Aufwendungen an Almosen. Die Irrenanstalt hat sich nun bei der Bewilligung höherer Verpflegungsgelder
nicht von einer blossen, wenig zielbewüssten Menschenfreundlichkeit
leiten lassen, sondern es war eine Nothwendigkeit, in den Pflege-
geldsätzen höher zu gehen, als sonst in der offenen Armenpflege
üblich. Es muss den Pflegern ein Aequivalent geboten werden für
manches Ueble, das sie bei der Verpflegung Geisteskranker auf sich
nehmen. Die Aufnahme eines Geisteskranken in die Familie ist
unter allen Umständen ein Onus, mag dieselbe auch Vortheil bieten
für den Pfleger durch Nutzbarmachung der Arbeitskraft des Pfleglings. Die höhere Bemessung des Pflegegeldes ist auch deshalb un-
umgänglich, weil auf die Auswahl des Pflegers eine so grosse Sorgfalt verwendet werden muss; und auf die Güte des Pflegermaterials
ist die Höhe der Pflegegelder von unmittelbarem Einfluss. Mit
dem sonst in der offenen Armenpflege gezahlten Verpflegungsgelde
würde den von der Anstalt an die Qualität der Pfleger zu stellenden
Anforderungen nicht nachzukommen gewesen sein. Auch ist der
Zustand einer grossen Anzahl Kranker ein derartiger, dass es durchaus nothwendig ist, durch eine etwas reichlichere Bemessung des
Pflegegeldes ein gewisses Interesse beim Pfleger daran zu erwecken,
dass der Pflegling bei ihnen in Pflege, also ausserhalb der Anstalt
bleibe. Ohne ein solches Interesse würden die Meisten sehr bald
darauf verzichten, die Unannehmlichkeiten, welche die Anwesenheit
des Pfleglings für sie im Gefolge hat, weiter zu ertragen.

Eine Verwaltungsbehörde der Armenpflege wird immer geneigt
sein, an von ärztlicher Seite ausgehende Ansprüche, aus denen höhere
Kosten zu erwachsen scheinen, eine scharfe Prüfung anzulegen. Dass
dem so ist, haben die Aerzte dem Theile ihrer Collegen zu ver-
danken, welche die Meinung zur Geltung zu bringen suchen, der
Arzt habe Kraft seines Berufes als Arzt das Recht zu beanspruchen,
bei der Disposition über die Mittel der Armenpflege über Befriedigung des nothwendigen Bedürfnisses hinaus zu gehen und die

Grenzen, welche durch den Zweck der Armenpflege gesteckt sind, ausser Acht zu lassen, deshalb, weil der Arzt verpflichtet sei, vor allem »den ärztlichen Standpunkt« zur Geltung zu bringen. Hat man Gelegenheit, einem solchen »ärztlichen Standpunkt« näher auf den Leib zu rücken, so pflegt sich derselbe als ein Gemisch unklarer Ansichten zu entpuppen, nach denen in der Ausübung der Krankenpflege der Arzt in der Verfügung über die Mittel durch Rücksichten auf den besonderen Zweck derselben, zu dessen Befriedigung allein sie aufgebracht sind, hier zur Befriedigung des nothwendigen Bedürfnisses, sich nicht dürfe beschränken lassen. Die Ansicht, als verpflichte den Arzt sein Beruf zu einer ganz besonderen Art einer von der anderer Leute abweichenden Humanität entbehrt nicht eines gewissen Pharisäismus. Diese missverständliche Auffassung eines dem Berufe des Arztes zu Grunde liegenden humanitären Momentes ist mit dem Billigkeitsgefühl der mit öffentlichen Geldern wirthschaftenden Männer, die aus anderen Berufskreisen hervorgegangen sind, mit Recht nicht vereinbar und dient nur dazu, ein gewisses Misstrauen gegenüber von ärztlicher Seite ausgehenden Forderungen zu schaffen. Von dem oben dargelegten Gesichtspunkt der Nothwendigkeit aus allein hat die Bewilligung der höheren Pflegegeldsätze auch den Beifall der der Irrenanstalt vorgesetzten Verwaltungsbehörde, des Curatoriums der Irrenanstalt gefunden.

Für die Bemessung der Höhe des im einzelnen Falle zu zahlenden Pflegegeldes kommen jedes Mal eine ganze Reihe von Erwägungen ins Spiel. Die wichtigste war die rechte Vereinigung der beiden Gesichtspunkte, dass es sich bei der Familienpflege um Uebung einer Armenpflege handele, bei der nur das unbedingt Nothwendige zu gewähren sei, weil eine Armenpflege sparsam wirthschaften müsse, — dass aber auf der andern Seite die Forderung der Sparsamkeit die Versetzung eines Geisteskranken im einzelnen Falle nicht hindern dürfe, weil es gerade im Interesse der Sparsamkeit liege, für eine möglichst grosse Anzahl Geisteskranker die theurere Anstaltspflege mit der billigeren Verpflegungsform ausserhalb der Anstalt zu vertauschen. Bei der Normirung des Pflegegeldes werden des Näheren besonders in Betracht gezogen: die Ansprüche, welche der Geisteskranke stellt, — seine etwaige Bedürftigkeit besonderer Pflege, — die Arbeitsfähigkeit des Kranken, — schliesslich das, was die Pflegestelle selbst dem Kranken bietet. Im Allgemeinen kann man sagen, dass 20 Mark der Ausgangspunkt der Berechnung bei der Bemessung des Pflegegeldes ist. Dies wird meist gezahlt für einen Kranken, der keiner dauernden Beaufsichtigung und keiner besonderen Pflege bedürftig ist und etwas arbeiten kann, also beschäftigungsfähig ist, ohne doch eigentlich arbeitsfähig zu sein. Eine grössere Leistungsfähigkeit kann in einer Ermässigung des Pflegegeldes ihren Ausdruck finden; wenn nicht, wie meistens, unangenehme Eigenschaften bei den Kranken vorhanden sind, die bei der Bemessung des Pflegegeldes in Ansehung gezogen werden müssen. Mehr als die Leistungsfähigkeit des Kranken stehen im Vordergrunde bei der Normirung des Pflegegeldes die Erfordernisse, welche die psychiatrische Eigenart des Kranken nöthig macht. Möglichste Individualisirung nach dieser Richtung hin ist ein sehr wichtiger Punkt für das Gedeihen der Familienpflege. Von einem gewissen Nachgeben anspruchsvollen Kranken gegenüber ist die Möglichkeit ihrer Versetzung aus der Anstalt in die Familienpflege oft genug ganz allein abhängig. Allgemeine Grundsätze lassen sich hier nicht aufstellen; es ist lediglich Sache der Erfahrung, herauszufinden, wie hier die Interessen der Kranken mit den finanziellen Interessen der Commune am vortheilhaftesten in Einklang zu bringen sind. Besondere Ansprüche an die Pfleger kommen in einer Erhöhung des Pflegegeldes zum Ausdruck dann, wenn körperliche Defecte und schwer kranker Zustand des Geistes besondere Abwartung und Pflege nöthig machen. Die Unfähigkeit der Pfleglinge, sich selbst anzukleiden, zu waschen und sich das Haar zu ordnen, stellt schon Ansprüche an die Pfleger, mehr noch sind solche zu machen bei Kranken, die in ihrer Fortbewegung durch Lähmung oder dergl. behindert sind, sodass sie stets geführt oder gar getragen werden müssen. Ferner bedürfen besonderer Hut Blinde, von denen mehrere Geisteskranke in Pflege waren. Auch Taube, bezw. Taubstumme, deren eine grössere Anzahl in Pflege waren, sind nur mit Erhöhung des Pflegegeldsatzes gut unterzubringen, wegen der Schwierigkeiten der Verständigung und der grossen Reizbarkeit dieser Unglücklichen. Desgleichen wird Unreinlichkeit, Unfähigkeit die Leibesabgänge zu halten, Veranlassung ein höheres Pflegegeld zu zahlen, desgleichen häufig auftretende Krämpfe, welche, wenn sie auch nur ganz leicht auftreten, mehr im Zusammenleben der Menschen stören, wie schwere Krampfzustände, die selten auftreten. Auch bei Alkoholisten machte sich eine höhere Bemessung des Pflegegeldes wegen der von ihnen häufig verursachten Störungen nöthig und zwar, obgleich die grössere Anzahl derselben, wenn auch nur zeitweise, eine ganz leidliche Arbeitsleistung aufweisen konnte. Es muss ferner bei Bemessung des Pflegegeldes in Betracht gezogen werden, was die Pflegestelle für die Pfleglinge zu leisten im Stande ist. Es giebt ganz einfache Pflegestellen im Norden und Osten der Stadt und in Reinickendorf, in denen sich die Geisteskranken, die aus diesen Gegenden stammen, wo sie ihr ganzes Leben zugebracht und in Arbeit gestanden haben, sehr wohl fühlen. Es giebt äusserlich nettere Pflegestellen (welche aber darum durchaus nicht »bessere« Pflegestellen im eigentliche Sinne sind), die für die unter den entsprechenden Verhältnissen aufgewachsenen Geisteskranken Anwendung finden und etwas höher bezahlt werden müssen.

Gesuche von Seiten der Pfleger um Erhöhung der Pflegegelder sind sehr häufig und hat deren Erledigung eine mit der wachsenden Zahl der Pfleglinge wachsende Menge von Schreibarbeit im Gefolge. Jedes dieser Gesuche wird eingehender Würdigung unterzogen und musste die grössere Mehrzahl ihre Erledigung im bejahenden Sinne finden, trotzdem man sich aller mit dem Interesse der Kranken irgend vereinbarer Zurückhaltung aufzuerlegen hat. Trotz so vielfachem Eingehen auf die Gesuche um Erhöhung der Pflegegelder ist es möglich gewesen, den Durchschnittsbetrag der gezahlten Pflegegelder nicht allein vor einem Anschwellen zu bewahren, sondern sogar einen etwas niedrigeren Durchschnitt zu erzielen.

Die Zahlung des vereinbarten Pflegegeldes ist nicht die einzige Aufwendung in baarem Geld, welche die Anstalt an die Pfleger leistet. Gesuche um einen ausserordentlichen Zuschuss zum Pflegegeld sind ebenfalls sehr häufig und verdienen stets eine genaue Untersuchung. Die Höhe des vereinbarten Pflegegeldes ist, wie schon auseinandergesetzt, oftmals mit Berücksichtigung des Gesichtspunktes festgesetzt, dass dem Pfleger die Arbeitskraft des Pfleglings in irgend einer Art zu Gute kommt. Die Ausnutzung derselben ist bei einem Geisteskranken sehr grossen Schwankungen unterworfen, sodass die Nothwendigkeit eines ausserordentlichen Zuschusses zum Pflegegelde eintreten kann. Es gelten diese Verhältnisse namentlich für die bei ihrer Ehefrau untergebrachten Männer, welche entsprechend sich bietender Arbeitsgelegenheit ihre Arbeitskraft verwertheten. Ihr Verdienst ist natürlich ganz von Zufälligkeiten abhängig und deshalb sehr schwankend. Aber auch andere Verhältnisse machen zuweilen die Verabfolgung einer ausserordentlichen Unterstützung nothwendig, namentlich wenn die Pfleglinge bei Verwandten untergebracht sind. Es wird zuweilen irgend eine Ausgabe im Interesse des Pfleglings zu machen nöthig, deren Gegenstand von der Anstalt nicht in natura geliefert werden kann. Die Angehörigen der Pfleglinge sind vielfach recht arme Leute und nicht in der Lage, irgend eine grössere aussergewöhnliche Aufwendung zu machen. Indem man gleichzeitig die jedenfalls höheren Kosten der Verpflegung in der Anstalt vergleichend ins Auge fasste, war unter jedesmaliger Fragestellung, ob die Gewährung der Bitte für das Verbleiben des Pfleglings ausserhalb der Anstalt nothwendig bezw. höchst wünschenswerth sei, im einzelnen Falle die Entscheidung zu treffen, ob zu gewähren oder abzuschlagen sei. Neben denen von Seiten der Pfleger laufen auch Gesuche um Zuwendung einer baaren Unterstützung von Seiten der Pfleglinge selbst ein. Auch diese Gesuche werden stets einer eingehenden Prüfung unterworfen und soweit angängig, im bejahenden Sinne erledigt. In der Regel wird in diesen Fällen der Geldbetrag zu Händen des Pflegers für den Pflegling gezahlt. Die meisten dieser Unterstützungen haben den Zweck, dem Kranken zu einer Beschäftigung zu verhelfen oder ihn im Streben nach einer solchen zu unterstützen; sie haben also grösstentheils den wichtigen Zweck, den Pflegling in seinem Streben nach Wiedererlangung der wirthschaftlichen Selbstständigkeit zu begünstigen und ihm Brücken dazu zu bauen. Zuweilen tragen sie auch den Charakter einer Aufmunterung. Von den genannten Gesichtspunkten aus hat sich die Bewilligung ausserordentlicher Unterstützungen auch an die Pfleglinge selbst als nothwendig und sehr nützlich erwiesen. Wie Alles, was die Bestrebungen der Pfleglinge, in eigene Fürsorge überzugehen, zu begünstigen geeignet ist, ist dieser Zweig der auf die Pfleglinge bezüglichen Geschäfte mit ganz besonderer Aufmerksamkeit und grosser Liebe im Eingehen auf die Einzelheiten des Falles zu erledigen.

Diejenigen ausserordentlichen Unterstützungen, welche auf Gesuche der Pfleger ausgezahlt werden, tragen eigentlich den Charakter von Verpflegungsgeldern; und zwar sind sie anzusehen als ausserordentliche Zuschüsse zu den ordentlichen Pflegegeldern. Sie diesem Charakter als Verpflegungsgelder aus Titel »Pflegegelder für in Privatanstalten und in Privatpflege untergebrachte Geisteskranke« zu entnehmen, widerstreitet dessen Bestimmung für nur laufende Ausgabe. Auf Titel »Unterstützungen« können sie ebenfalls nicht verrechnet werden, da aus diesem Titel nur einmalige, bei der Entlassung aus der Irrenpflege zu zahlende Unterstützungen zu zahlen zulässig ist. Sie werden deshalb zusammen mit den Unterstützungen, welche in Entsprechung von Gesuchen der Pfleglinge selbst ausgezahlt werden, auf den Titel »Unterstützungen und Belohnungen an Anstaltsinsassen« verrechnet.

Neben den ausserordentlichen Unterstützungen an baarem Geld flossen den geisteskranken Pfleglingen noch eine Anzahl weiterer Unterstützungen in natura zu. Zum Weihnachtsfest wurde ihnen irgend Etwas gewährt, dessen Bewilligung während des Jahres hatte unterbleiben müssen. Die Kranken fanden sich zur Weihnachtsbescheerung selbst in der Anstalt nicht ein, wo wegen der grossen Anzahl der untergebrachten Kranken die Weihnachtsbescheerung an einem Nachmittag auszurichten, schon Schwierigkeiten macht. Nur einige wenige ganz nahe bei der Anstalt wohnende weibliche Kranke nahmen an der Feier theil, die Uebrigen erhielten ihre Geschenke am nächsten Vorstellungstag. Ausserordentliche Unterstützung wurde den Pfleglingen geleistet durch Verabfolgung von Werkzeugen für Handwerker. So ist gelegentlich mehrmals das nothwendigste Schuhmacherhandwerkszeug an Schuhmacher und Aehnliches aus den Beständen der Anstalt an Pfleglinge abgegeben worden.

Aus Vorstehendem geht hervor, dass man sich bestrebte, innerhalb der durch die Erfordernisse einer Armenpflege gegebenen Grenzen allen billiger Weise zu erhebenden Ansprüchen gerecht zu werden. Es treten nun aber Fälle ein, wo die Anstalt durchaus ausser Stande ist, Bitten Geisteskranker um Hülfe nachzukommen, entweder, weil die Geisteskranken nicht mehr Gegenstand ihrer Fürsorge sind, oder weil die erbetene Hülfe, so wünschenswerth sie zu gewähren es auch sonst wäre, über die schon bezeichnete Grenze hinausginge. Am häufigsten tritt der Fall, dass die Anstalt, um Hülfe angegangen, dieselbe versagen muss, dann ein, wenn ein Geisteskranker, der auf sein eigenes Betreiben und mit den besten Aussichten aus der Irrenpflege, meist aus der Familienpflege in eigene Fürsorge entlassen wurde, auf Schwierigkeiten stösst und kürzere oder längere Zeit nach seiner Entlassung in Noth geräth. Eine Anzahl dieser Entlassenen kann an die Armenbehörde verwiesen werden, bei anderen ist dies unthunlich meist aus ganz äusserlichen Gründen. Hier hat die Privatwohlthätigkeit einzugreifen. Die Organisation derselben für diese Zwecke hat sich der Berliner Hülfsverein für genesene Geisteskranke angelegen sein lassen. Es kann leider nicht geläugnet werden, dass das Interesse des Publikums sich den Bestrebungen dieses Vereins nicht in hinreichendem Maasse zuwendet. Ausserdem wird die Ergiebigkeit seiner Mittel, wie die der Mittel eines jeden privaten Vereins zur Bethätigung der Wohlthätigkeit, dadurch beeinträchtigt, dass schon die Aufbringung der Mittel nicht unbeträchtliche Kosten verursacht. Wirthschaftlicher als die Zusammenfassung der privaten Wohlthätigkeit in Vereinen ist die Ausübung privater Wohlthätigkeit in der Form von Stiftungen. Das Fehlen solcher für die besprochenen Zwecke macht sich als ein Mangel bemerkbar. Man sollte glauben, es könne keinen schöneren Zweck für wohlthätige Stiftungen geben, als den, für den Arzt der öffentlichen Irrenanstalt Mittel bereit zu stellen zur Unterstützung Geisteskranker in den Fällen, wo die öffentliche Fürsorge ihre Grenze finden muss. Der Irren-Anstaltsarzt kommt durch seinen Beruf in die Lage, dem Bedürfniss nach solchen Unterstützungen täglich zu begegnen; er ist durch seinen Beruf auch allein in der Lage, beurtheilen zu können, wo Hülfe von Nutzen, wo nicht, und wie dieselbe zu gewähren.

Die Bekleidung.

Die Fürsorge für die Bekleidung der Pfleglinge war unzweifelhaft Sache der Anstalt. Nun war es aber klar, dass die Bekleidung, welche die Anstalt für die Insassen derselben beschafft, nicht dazu verwendet werden konnte, um sie den austretenden Geisteskranken mitzugeben. Schon wegen ihrer Auffälligkeit war eine Uebergabe eigentlicher Anstaltskleidung ausgeschlossen. Es konnte sich vielmehr nur darum handeln, den Geisteskranken Kleidung zu beschaffen, welche sie äusserlich nicht vom Publikum unterscheiden lässt. Man hätte daran denken können, die Beschaffung der Bekleidung den Pflegern zu überlassen, und das Pflegegeld um den entsprechenden Betrag höher zu stellen; doch zeigt eine kleine Ueberlegung, dass dies nicht nur unpraktisch und unökonomisch gewesen wäre, sondern sich mit der Auffassung der Familienpflege, wie sie durchgeführt wurde, nicht vertragen hätte. Die Beschaffung der Bekleidung für die Pfleglinge durch die Pfleger hätte die Anstalt stärker an die

einzelnen Pflegestellen gebunden, als wünschenswerth gewesen wäre,
und · hätte nur dazu führen müssen, auf Seiten der Anstalt ein
Interesse daran zu schaffen, dass die einzelnen Pflegestellen auch
besetzt würden, was durchaus zu vermeiden ist. Das Interesse daran,
dass eine einzelne Pflegestelle in Besetzung genommen wird, darf nur
der betreffende Pfleger haben. Eine Bindung der Anstalt an die
einzelnen Pflegestellen, wie eine solche die Beschaffung der Bekleidung
durch die Pfleger zur Folge gehabt hätte, wäre nur ein Hemmschuh
einer gedeihlichen Entwickelung der Familienpflege geworden. Es
war vielmehr nothwendig, dass die Anstalt das Bedürfniss nach Bekleidung selbst befriedige; und von dem Gesichtspunkt aus wurde
auch in den zwischen Anstalt und Pflegern abgeschlossenen Pflege-
verträgen die Gewährung der nothwendigen Kleidung einschliesslich
der Leibwäsche und des Schuhwerks als Leistung der Anstalt festgesetzt; dagegen ist Bettwäsche von der Anstalt nie geliefert worden.
In den Nachlässen der aus öffentlichen Mitteln in der Irrenpflege
unterhaltenen Geisteskranken hatte die Anstalt ein Material, das sich
zu dem angedeuteten Zweck gut verwenden liess. Diese Nachlässe
waren bis dahin der Armen-Direction (welcher die gesammte Kosten-
Einziehung für alle in Krankenhäusern und Irrenanstalten der Stadt
Berlin Verpflegten unbeschadet der Selbständigkeit der Direction
dieser Anstalten untersteht) übergeben und von dieser versteigert
worden. Die Armen-Direction genehmigte, dass diese Bekleidungs-,
Wäsche- u. s. w. Stücke der Anstalt verbleiben könnten zum Zwecke
der Verwendung für die in Familienpflege übergehenden Kranken.
Die Nachlässe werden zu dem Zwecke gesammelt und nach Reinigung
und Reparatur gesondert von den übrigen Kleidern, in denen die
Kranken zur Aufnahme gelangten, aufbewahrt und nach Bedarf
verausgabt. Durch Verwendung dieser Nachlässe im Interesse der
Pfleglinge wird der Bedarf an Bekleidung derselben nicht ganz gedeckt.
Es wird die Beschaffung einer Anzahl neuer Bekleidungen nöthig;
auch werden für das Schuhwerk die Bestände der Anstalt in Anspruch
genommen. Den Pflegern ist zur Pflicht gemacht, die der Anstalt
gehörenden Kleider und Wäschestücke zu schonen, auch müssen sie
für Reparatur und Reinigung, auch der Wäsche, Sorge tragen. Jedoch
werden die Anforderungen der Reparatur auch öfter gedeckt durch
Umtausch des Verbrauchten gegen Wiederhergestelltes aus dem
Nachlassmagazin der Anstalt. Es ist dies die Regel beim Schuhwerk.
Verlust an Kleidern und Wäsche durch die Pfleglinge ist nicht zu

vermeiden. Auch konnte Missbrauch nicht ganz verhütet werden, der von Pfleglingen, z. Th. auch von Pflegern namentlich im Falle der Verwandtschaft beider, mit den der Anstalt gehörigen Kleidungs- und Wäschestücken getrieben wurde. Es kam gelegentlich vor, dass Kranke, namentlich Alkoholisten, bei eintretender Verschlechterung ihres Befindens Kleidungsstücke verkauften oder versetzten. Ferner ist es manchmal mit Schwierigkeiten verbunden, bei plötzlich nothwendig werdenden Verlegungen und Wiederaufnahmen die zurückgebliebenen Sachen aus der Pflegestelle zurückzuerhalten, wenn die Pflegestelle nicht wieder besetzt wird. Das Mitgeben von Kleidern, Schuhwerk und Wäsche an die Pfleglinge beschränkte sich auf das Allernothwendigste. Es fand keine eigentliche Ausstattung der Pfleglinge statt. Bei eintretendem Bedarf hatten dieselben sich an die Anstalt zu wenden. Verabfolgung von Kleidern an bereits in Pflege befindliche Kranke fand nur statt gegen Rückgabe der in Benutzung gewesenen Stücke. Die Verabfolgung von Kleidern an in Pflege befindliche Kranke ging im Anfang der Einrichtung so vor sich, dass der aufsichtführende Arzt die Anweisung schrieb auf die erforderlichen Stücke. Mit zunehmender Zahl der Pfleglinge wurden schriftliche Gesuche der Pfleger um Kleider verlangt, zu denen sich der aufsichtführende Arzt, wenn nöthig, betreffs der Nothwendigkeit der Verabfolgung äusserte. Bei weiterer Einübung der Einrichtung konnte die Verabfolgung der Kleider dem Beamten, welcher dem Nachlassmagazin vorsteht, überlassen werden.

Die ärztliche Behandlung und die Medikamente.

Bei dem vielfach auch körperlich leidenden Zustand der in Pflege zu Gebenden war darauf Bedacht zu nehmen, Einrichtungen zu treffen, welche eine genügende ärztliche Hülfe für dieselben sicherstellten. Die grosse räumliche Ausdehnung des Gebietes, welches für die Besetzung mit Pfleglingen in Betracht kam, ganz Berlin und seine Vororte, liess annehmen, dass von dem ärztlichen Personal der Anstalt hinreichend schnelle und wirksame ärztliche Behandlung bei körperlichen Erkrankungen nicht würde geleistet werden können. Es konnte sich also nur darum handeln, für den Fall körperlicher

Erkrankung ärztliche Kräfte zu gewinnen, welche dem Pflegling näher wären als die Anstalt. Es empfahl sich hier besonders, an bestehende Verhältnisse anzuknüpfen. Für die innerhalb des Weichbildes der Stadt Berlin Verpflegten war die Frage leicht gelöst. Da lediglich arme Kranke in Familienpflege gegeben wurden, so unterlag es keinem Zweifel, dass für die Armen-Aerzte aus § 2 ihrer Instruction die Verpflichtung herzuleiten sei, den in ihrem Bezirk in Pflege untergebrachten Geisteskranken in Fällen körperlicher Erkrankung unentgeltlich ärztliche Hülfe zu leisten. In diesem Sinne wurde denn auch die Versorgung der in Berlin untergebrachten Pfleglinge geregelt und den Armen-Aerzten durch eine besondere Verfügung der Armen-Direction die Verpflichtung auferlegt, auch den Geisteskranken der von der Irrenanstalt verwalteten Familienpflege ihre Hülfe angedeihen zu lassen. Da nach dem mehrfach erwähnten Abkommen vom 7. Juli 1885 eine Vermittelung der Organe der offenen Armenpflege grundsätzlich ausgeschlossen sein sollte, musste auch davon abgesehen werden, im Bedarfsfalle die Zuweisung der Pfleglinge an einen Armen-Arzt in der für die übrigen Armenkranken üblichen Weise durch Vermittelung der Armen-Commissionen*) vor sich gehen zu lassen, und ein anderer zweckentsprechender Modus festgesetzt werden. Nach demselben wird dem Pfleger ein Ausweisschein zur Erlangung ärztlicher Behandlung für den Pflegling ausgehändigt. Auf demselben ist die Weisung an den Armen-Arzt des Bezirkes, wo die Pflegestelle gelegen, zur Uebernahme der Behandlung des Pfleglings enthalten. Der Modus der Behandlung der Pfleglinge der Irrenanstalt bei körperlichen Erkrankungen durch die Armen-Aerzte hat zur Zufriedenheit functionirt. Zu den angenehmen Patienten gehören ja die körperlich erkrankten Geisteskranken vielfach nicht und mit einem Theil derselben ist ein schweres Umgehen, sodass wohl anzunehmen ist, dass sie durch ihr Betragen zu Unannehmlichkeiten für die behandelnden Aerzte Veranlassung gegeben haben. Wenigstens möchte ich dies daraus schliessen, dass von Armen-Aerzten Antrag auf Rückführung in die Anstalt wegen Wiederauftreten seelischer Erkrankung gestellt wurde, wo auch bei genauester Erwägung ein hinreichender Grund zur Wiederaufnahme als vorliegend nicht anerkannt werden konnte. Es ist ja begreiflich, dass es einem Theil der Armen-Aerzte, welche

---

*) § 144 der mehrfach citirten Geschäftsanweisung für die Armen-Commissionen.

vielleicht weniger Gelegenheit haben, mit solchen Kranken in Berührung zu treten, ähnlich ergeht, wie den Vorstehern der Armen-
Commissionen, welche den aus der Fürsorge der Irrenanstalt in die
der Armen-Direction übergegangenen Kranken zum baldigen Wieder-
aufsuchen der Anstalt Veranlassung gaben.

Eine besondere Regelung der Versorgung mit ärztlicher Hülfe
war nothwendig für die ausserhalb des Weichbildes der Stadt Berlin
untergebrachten Pfleglinge. Auch hier boten bestehende Verhältnisse
Anknüpfung. In Orten, wo Berliner Arme in grösserer Anzahl sich
aufhielten, hatte die Armen-Direction zur Erlangung ärztlicher Behandlung für dieselben Abkommen getroffen mit dort wohnenden
praktischen Aerzten. Diese waren im Bedürfnissfalle auch von den
Pfleglingen der Irrenanstalt anzurufen. In einigen Orten, wo nur
einer oder einzelne Pfleglinge untergebracht waren, wurde ein be-
liebiger dort wohnender Arzt in Anspruch genommen, dessen Liqui-
dation von der Anstalt honorirt und der Betrag auf Titel »Kranken-
behandlung« verrechnet wurde. Dies Verfahren unterlag keinem
Bedenken in Anbetracht dessen, dass es sich um so seltene Aus-
nahmefälle handelte, die leicht zu controliren waren und eine grundsätzliche Regelung nicht lohnten.

Eine Ausnahmestellung in Bezug auf ärztliche Behandlung
nahmen die in den beiden der Irrenanstalt benachbarten Gemeinden
Reinickendorf und Dalldorf untergebrachten Pfleglinge ein. Bei der
Nähe der Anstalt wurde den daselbst wohnenden Kranken ärztliche
Hülfe zu Theil von der Anstalt aus. Auch die der Anstalt nicht
mehr unterstehenden Kranken, welche in Fürsorge der Armen-
Direction entlassen waren, riefen vielfach die ärztliche Hülfe der Anstalt
an. Solange für diese Entlassenen keine andere ärztliche Hülfe vor-
gesehen war, konnte diese ihnen in Berücksichtigung allgemeinerer Ge-
sichtspunkte von der Anstalt nicht versagt werden, obgleich die
Anstalt zu einer Fürsorge für sie weder verpflichtet, noch auch nur
berechtigt war. Es lag hier für die Direction der Irrenanstalt die
Nothwendigkeit vor, Anstalts-Aerzte zur Dienstleistung ausserhalb der
Anstalt zu verwenden für Kranke, welche gar nicht Gegenstand ihrer
Fürsorge sein konnten. Dies, sowie die Beschwerde der am stärksten
mit Berliner Armen besetzten Nachbargemeinde der Irrenanstalt,
welche die irrthümlicher Weise erfolgende Anrufung ihrer Vermittelung zur Erlangung ärztlicher Hülfe bei plötzlicher Erkrankung als
eine Belästigung empfand, gab der Armen-Direction Veranlassung, für

die ärztliche Behandlung der Berliner Armenkranken, welche in den angeführten beiden Nachbargemeinden wohnen, einem dort wohnenden praktischen Arzt zu übertragen. Dieser Arzt würde auch von den Pfleglingen der Irrenanstalt angerufen werden können, wenn bei körperlicher Erkrankung Gefahr im Verzuge.

Neben den Armen-Aerzten und den diesen gleich zu achtenden designirten praktischen Aerzten der Vorortsgemeinden sind die Aerzte der Irrenanstalt in erster Linie befugt zur Leistung ärztlicher Hülfe an die Pfleglinge, wenn diese sie dazu anrufen; es ist aber natürlich, dass dieselben nur im seltenen Falle von dieser Befugniss Gebrauch machen konnten. Doch wandten sich die Pfleglinge wegen ambulant zu behandelnder Leiden gern an ihren ehemaligen Stations-Arzt, aus dessen Obhut sie in Pflege entlassen worden waren; namentlich war dies der Fall bei den in der Umgebung der Anstalt wohnenden Pfleglingen. Bei der reichlichen Versorgung mit ärztlicher Hülfe bei körperlicher Erkrankung hat sich der aufsichtführende Arzt des Ordinirens möglichst, am besten ganz, zu enthalten. Die geübte Enthaltsamkeit hat den übrigen Geschäften zu Gute zu kommen.

Die ärztliche Behandlung körperlicher Erkrankung der Pfleglinge wurde in der Behausung ihrer Pfleger nur so lange fortgesetzt, als eine Bettlägerigkeit von längerer Dauer sich nicht herausstellte. Nur wenn ein sehr nahes verwandtschaftliches Verhältniss zwischen dem Pfleger und dem Pflegling vorhanden war, brauchte zuweilen auch dann nicht die Pflege unterbrochen zu werden. Sonst wurde in Uebereinstimmung mit dem Wunsche der Pfleger der Pflegling stets aus seiner Pflegestelle entfernt und der Krankenhauspflege übergeben, wenn der Zustand des Kranken eine längere Behandlung im Bett nothwendig machte. Man ging dabei von der Erwägung aus, dass man dem Pfleger die Abwartung und Verpflegung des Geisteskranken während einer länger dauernden Bettlägerigkeit desselben nicht zumuthen könne, den er in der Voraussetzung, dass er einer solchen Bettpflege nicht bedürftig sei, übernommen habe. Für die in Berlin Untergebrachten standen die Städtischen Krankenhäuser zur Verfügung. Die in der Umgebung der Anstalt Aufhältigen wurden für die Dauer der Krankheit nach der Anstalt zurückgenommen, wenn nicht die Art der Erkrankung die Verpflegung in einem Hospital, z. B. wegen Infectionsgefahr, wünschenswerth erscheinen liess.

Eine Consequenz der Festsetzung, dass die Anstalt die sämmtlichen Kosten für die Pfleglinge selbst tragen sollte, war es, dass die Kosten der bei körperlicher Erkrankung der Pfleglinge durch die Armen-Aerzte verschriebenen Medicamente nicht von der Armen-Direction, sondern von der Anstalt beglichen wurden. Es war zu dem Zwecke von Seiten der Apotheken eine von der der übrigen Armenkranken gesonderte Verrechnung der Verschreibungen einzurichten. In Ausführung dessen wurden die Armen-Aerzte angewiesen, sich bei den Verschreibungen für die Pfleglinge der Irrenanstalt besonderer Recept-Formulare mit der Firma der Irrenanstalt zu bedienen. Die Apotheken stellen die Rechnungen über diese Verordnungen in derselben Form wie die vorschriftsmässigen Armen-Arznei-Rechnungen zusammen und senden sie an den hierzu bestellten städtischen Revisor ein. Die von dem Revisor der Direction der Irrenanstalt zugegangenen Rechnungen werden von dieser zur Zahlung angewiesen. Bei den Verordnungen für die Pfleglinge der Irrenanstalt bringen die Armen-Aerzte wie bei den anderen Armenkranken die Magistralformeln in Anwendung, ebenso kommen dieselben Beneficien wie die, welche die Armen-Direction in der Armenpraxis geniesst, zur Anwendung. Ich·habe nicht finden können, dass die Pfleglinge hervorragend häufig medicamentöse Verordnungen nöthig haben. Ausnahme machten einige weibliche Pfleglinge mit hysterischer Seelenstörung. Wenn vom behandelnden Arzt beherzigt wird, dass die medicamentösen Verordnungen hier vielfach den Werth von Suggestivmitteln haben, wird sich Kostspieligkeit auch hier vermeiden lassen. Die Verordnungen waren fast ausnahmslos veranlasst durch körperliche Beschwerden und hatten die seelische Erkrankung nicht zum Angriffspunkt; da es vermieden worden ist, Kranke in Pflege zu geben, deren cerebrale Erkrankung Indication zu medicamentöser Behandlung gegeben hätte. Eine Ausnahme macht nur die Bromkali-Verordnung für eine Anzahl Epileptiker, die dasselbe regelmässig nehmen. Ferner ist länger dauernde regelmässige Morphium-Verordnung bei Morphinismus vorgekommen. Wo etwa zur Beruhigung oder gegen Schlaflosigkeit Narcotica, Paraldehyd, Chloralhydrat gegeben worden ist, vermochte diese Medication die Wiederaufnahme nicht zu verhindern, kaum hinauszuschieben.

Die Beaufsichtigung.

Man war sich von vornherein klar, dass die Familienpflege nicht würde gedeihen können, wenn nicht alle dieselben betreffenden Einrichtungen einer besonders scharfen beständigen Controle unterzogen würden. Ebenso der Mangel an Erfahrung auf diesem Gebiet, als die räumliche Entfernung der Pflegestellen von der Anstalt, als auch die Schwere der Verantwortung der leitenden Behörden, liessen dies besonders nothwendig erscheinen. Eine geregelte Inspection der Pflegestellen ist eins der Mittel, die Controle zu vollziehen. Im Anfang der Einrichtung der Familienpflege hatte Herr Medicinalrath Sander die Inspection der Pflegestellen selbst in der Hand behalten. Nachdem aber die Zahl der Pfleglinge die Höhe von 30 erreicht hatte, machte sich das Bedürfniss nach Unterstützung geltend. Man dachte zunächst vorübergehend an eine Verwendung von Warte-Personal und glaubte, dass eine Wärterin der Irrenanstalt, die sich dazu eignete, betraut werden könne, die Pfleglinge in ihren Wohnungen regelmässig und nach Anleitung der Direction zu besuchen und über sie Bericht zu erstatten, ohne dass dadurch die selteneren ärztlichen Besuche in Wegfall kämen. Mehrfache Bedenken hielten davon ab, diese Einrichtung praktisch auszuführen. Es wurde vielmehr daran festgehalten, dass in gleicher Weise, wie gegenüber den in der Anstalt selbst Verpflegten auch gegenüber den Geisteskranken in der unter der Verwaltung der Anstalt stehenden Familienpflege die verantwortliche Controle nur durch die Direction, bezüglich das derselben beigegebene ärztliche Personal auszuüben sei, Warte-Personal aber nur zu untergeordneten Aufträgen thatsächlicher Natur, wie Ueberbringung von Sachen, Einziehung bestimmter Informationen, zu verwenden sei. So wurde denn beschlossen, einen der Anstalts-Aerzte mit Führung der Aufsicht über die Pflegestellen zu beauftragen. Wie sehr gerade eine ärztliche Controle nützlich für eine gewisse Anzahl Geisteskranker sei, die man ausserhalb der Anstalt verpflegen wolle, hatten die Beobachtungen gezeigt, welche vor Einrichtung der unter der Verwaltung der Irrenanstalt stehenden Familienpflege mit der ärztlichen Beobachtung gemacht wurde, die Herr Medicinalrath Sander inofficieller Weise über eine Anzahl auf Kosten der Armen-

Direction ausserhalb der Anstalt verpflegter Geisteskranker ausgeübt hatte.[*] Der Anstalts-Arzt, welcher wegen Anwachsens der Zahl der Pfleglinge im Jahre 1887 die Beaufsichtigung der Pflegestellen übernahm, war der damalige Assistenz-Arzt der Irrenanstalt Dr. Otto, jetzt Ober-Arzt der Irrenanstalt Herzberge. Herr Dr. Otto war umsomehr geeignet diesen Auftrag zu übernehmen, als er sich schon vorher an der privatim von Herrn Medicinalrath Sander geübten Aufsicht über die Pflegestellen betheiligt hatte und ihm der grösste Theil der in Familienpflege untergebrachten Kranken von ihrem Aufenthalt aus der Anstalt her bekannt war. Vom Jahre 1890 ab übernahm sodann Verfasser dieses den Auftrag der Inspection der Familienpflege.

Als Objecte der Beaufsichtigung waren da: die Pfleglinge, die Pfleger und die Wohnungen derselben. In der Uebereinkunft vom 7. Juli 1885 war festgesetzt worden, dass diejenigen aus der Anstalt austretenden Kranken der unter der Verwaltung der Anstalt stehenden Familienpflege übergeben werden sollten, welche »speciell irrenärztlicher Aufsicht« bedürften. Dieser Ausdruck der speciell irrenärztlichen Aufsicht wäre zu wörtlich genommen, geeignet gewesen, falsche Vorstellungen zu erwecken, weil es nach demselben scheinen könnte, als sei eine eigentliche Beaufsichtigung der Geisteskranken von Seiten eines Irrenarztes das Wesentliche der unter Verwaltung der Irrenanstalt stehenden Familienpflege. Bei der Schaffung des Begriffs »speciell irrenärztlicher Aufsicht bedürftig« hatte man vielmehr im Auge eine Definition zu treffen, welche diejenigen hülfsbedürftigen Kranken umfassen solle, deren Zustand eine Berücksichtigung psychiatrischer Gesichtspunkte auch nach ihrem Austritte aus der Anstalt in die offene Armenpflege in einem solchen Umfange geboten erscheinen lässt, dass die Fürsorge für sie der Verwaltung der Irrenanstalt zu belassen, auch nach ihrem Austritt aus derselben nothwendig oder wünschenswerth ist. Man hat also nicht etwa gemeint, dass die Anstalt irgend eine eigentliche, factische »Aufsicht« über die Kranken selbst und ihr Verhalten durch Irrenärzte ausüben, oder das Verhalten der Kranken durch diese Aufsicht irgendwie restringirend oder retardirend beeinflussen könne, oder gar, dass das Verbleiben der Kranken

---

[*] Vergleiche Seite 24.

ausserhalb der Anstalt nur durch den Effect dieser Aufsicht zu
Stande gebracht und unterhalten würde. Was in Betreff der Kranken
von der Anstalt aus erzielt werden kann, ist wenig mehr als eine
blosse ärztliche »Beobachtung«. Eine Beaufsichtigung kann sich
nur erstrecken auf die Pfleger; für diese ist sie nothwendig und
wesentlich und von ihrer hinreichenden Ausübung das Gedeihen der
Familienpflege abhängig. Sie hat den Zweck, eine Gewähr dafür zu
bieten, dass die Pfleger ihren Pflichten gegen die Pfleglinge nachkommen; dass Pflichtverletzungen derselben rechtzeitig zur Kenntniss
der Anstalt gelangen. Es wird ja in dieser Richtung hin nicht alles
Ueble vermieden werden können; die Möglichkeit des Missbrauchs
ist bei jeder menschlichen Einrichtung vorhanden. Aber dass
Pflichtvergessenheit, wo sie sich vorwagt, bemerkt und abgestellt
wird, das kann erreicht werden und das ist erreicht worden durch
die Beaufsichtigung.

Bei der Beaufsichtigung der Pflegestellen ist in Obacht zu ziehen
die Ernährung der Pfleglinge. Es ist festzustellen, ob dieselben
ihre rechtzeitigen ordentlichen Mahlzeiten in hinreichender Qualität
und Quantität erhalten. Dann ist die Reinlichkeit des Körpers, der
Leib- und Bettwäsche der Pfleglinge, die Sauberkeit der ganzen
Wohnung des Pflegers zu beobachten. Es ist die Sauberkeit gerade
der Punkt, der wohl am öftesten zu moniren war. Es wird dies
den nicht Wunder nehmen, der wie der Arzt täglich Gelegenheit
hat, die Gleichgültigkeit unserer Bevölkerung in der Beziehung auch
bei besser Situirten kennen zu lernen. So leicht es ist, über die
Sauberkeit ein Urtheil zu gewinnen, so schwierig ist dies in Betreff
der Ernährung der Pfleglinge; Grund genug also, der Ernährung der
Pfleglinge bei der Beaufsichtigung ein ganz besonderes Augenmerk
zu schenken. Vernachlässigungen nach der Richtung hin sind vorgekommen, aber gerade die Art und Weise, wie diese Fälle meist zur
Kenntniss kamen, bewiesen, wie kräftig die meisten Kranken auf Vernachlässigung in dieser Beziehung reagirten. Es kam vor, dass Kranke
schon am ersten oder zweiten Tage nach der Inpflegegabe in Erregung die Anstalt aufsuchten und sich über unzureichendes oder un-
schmackhaftes Essen beschwerten. Waren es noch wenig erprobte oder
gar zum ersten Male belegte Pflegestellen, so wurde stets durch sofortige Verlegung, wenn es die Umstände zuliessen, sonst durch vor-
läufige Wiederaufnahme dem Kranken Genugthuung verschafft. Jeder,
der Geisteskranke kennt, weiss, dass es viel öfter der Pfleger als der

Kranke gewesen ist, dem da Unrecht geschehen, auch wenn der Geisteskranke nicht gerade zu den Nörglern, den Anspruchsvollen, jener jedem Anstalts-Arzte bekannten Klasse der Kranken, gehörte. Ich habe mir es von Anfang an besonders angelegen sein lassen, darauf zu sehen, dass die Pfleglinge in Bezug auf die Ernährung zu ihrem Rechte kämen. Abfragen aller einzelnen hierher gehörigen Punkte unter vier Augen erschien mir nie unnöthig. Oft genug ergab sich durch Hinzukommen zu den Mahlzeiten bei Gelegenheit der Inspectionsbesuche einwurfsfreie Gelegenheit, sich zu überzeugen. Ich kann nur sagen, dass das dem Pfleglinge Gebotene öfter das Nothwendige überstieg, und man hätte überrascht sein können, wenn man nicht gewusst hätte, dass der Vortheil für den Pfleger nach einer ganz anderen Seite hin lag, als der, an der Verpflegung einen Gewinn zu machen (vergleiche Seite 42 und 44). Dieses günstige Ergebniss zu erzielen, wäre aber auch· die Beaufsichtigung nicht hinreichend gewesen, wenn hier nicht andere Umstände begünstigend mitgewirkt hätten. Die aus der Irrenanstalt Entlassenen können in Bezug auf Ernährung als verwöhnt bezeichnet werden und dies bringen sie auch zur Geltung. Wie an anderem Orte zu besprechen ist, wurden geistig sehr tief stehende Kranke, eigentlich Blöde, denen man, ohne dass sie reagirt hätten, schlechte und unzureichende Nahrung hätte darbieten können, zu Fremden nicht in Pflege gegeben. Wichtiger aber als die Fähigkeit der Kranken zu reagiren, was doch für eine Reihe Fälle, wenn Einschüchterung von Seiten der Pfleger zur Geltung gekommen wäre, versagt hätte, war die Persönlichkeit der Pfleger selbst. Die Pfleger, welche ihnen nicht verwandte Geisteskranke in Pflege bekamen, waren keine armen Schlucker, etwa arbeitslose Leute, die in Ermangelung von etwas Besserem sich damit abgegeben hätten, Pfleglinge zu halten. Nur Leute in ganz geordneten Verhältnissen und mit hinreichendem Arbeitsverdienst in festem Arbeitsverhältniss oder Anstellung kamen in Betracht und unter diesen wieder erlaubte das grosse Angebot die besten auszusuchen. Die Klasse der Bevölkerung, welcher die Mehrzahl der Pfleger entstammte, stellt in Berlin in Bezug auf Ernährung höhere Ansprüche als selbst begüterte Leute in kleinen Städten ohne Industrie oder in ärmeren, nur Ackerbau treibenden Landgegenden. Täglich mindestens einmal Fleisch gilt als unerlässlich; zweites Frühstück und Abendbrod wird nicht ohne Wurst oder geräucherten Fisch oder Käse genossen. Die Umstände des Zusammenlebens in immerhin beschränkten Räumlichkeiten bringen es mit sich, dass der nicht verblödete Geisteskranke, wie alle übrigen Lebensgewohnheiten, auch dieselbe Nahrung mit der ganzen Familie theilt. Die leibliche Verpflegung der in Familienpflege untergebrachten Geisteskranken ist nicht allein im Allgemeinen eine durchaus angemessene und hinreichende, als auch selbst über das, was erwartet werden konnte, hinaus gute gewesen, namentlich wo Nicht-Angehörige die Pfleger waren. Ich hebe dies ganz besonders hervor, weil einer der geläufigsten der hergebrachten Einwände gegen die Familienpflege gewesen ist, es sei nicht zu vermeiden, dass die Pfleglinge in Bezug auf ihre Ernährung vernachlässigt würden.

In Beziehung auf die Güte der Ernährung muss man sehr unterscheiden, ob die Kranken bei Fremden oder bei Verwandten untergebracht waren. Ebenso wie in Betreff der wohnlichen Verhältnisse fand ich, im Gegensatz zu weit verbreiteter Ansicht, dass auch in Betreff der Ernährung die Verpflegung bei Verwandten die mindere sei. Es war dies theils die Wirkung der schon geschilderten Thatsache, dass die Inhaber ständiger Pflegestellen in der Regel sehr bestrebt waren, den Pflegling zufrieden zu stellen, damit er bei ihnen zu bleiben Lust behielte. Hatten sie doch meistens lange Zeit auf einen solchen gewartet und wussten sie von den Vorstellungstagen, wie viele vergeblich um Pfleglinge sich bemühten. Bei Angehörigen war es aber wohl öfter der Fall, dass der Pflegling der war, welcher gebeten hatte, dass seine Angehörigen ihn in Pflege behalten möchten; dass die Pfleger sich nur auf vieles Zureden entschlossen hatten, ihn zu sich zu nehmen. Ein weiterer Grund der Verschiedenheit ist, dass die fremden Pfleger ausgesuchte Leute in nicht schlechten Verhältnissen sind, während die Angehörigen der geisteskranken Pfleglinge sehr oft recht ärmliche, selbst kümmerliche Verhältnisse darboten. Am schlimmsten stand es wohl dort, wo der Ehemann zu seiner Frau in Pflege gegeben war; aber auch hier habe ich nicht selten beobachtet, dass die meist überarbeitete Frau ihren Mann besser nährte als sich selbst.

Ein weiterer Gegenstand, dem die Beaufsichtigung sich zuzuwenden hat, ist die Behandlung, welche den Pfleglingen von ihren Pflegern zu Theil wird. Es gilt hier etwa das Gleiche, wie bezüglich der Ernährung. Klagen über schlechte Behandlung durch die Pfleger kamen vielfach vor von Seiten der Pfleglinge; kein praktischer Psychiater wird dies anders erwarten. Jederzeit wurde diesen Klagen entsprechend sofortige Wiederaufnahme oder

Wechsel der Pflegestelle vorgenommen, so wenig man sich auch über die Deutung der Klagen unklar sein konnte. Es sind einzelne ganz bestimmte Kranke, bei denen sich dieser Vorgang immer wiederholt, auch in Pflegestellen, die schon lange zur Zufriedenheit in Benutzung sind. Es ist die dem Psychiater wohl bekannte Gruppe der Kranken, welche stets ihre Umgebung verdächtigen. Manche dieser Kranken waren bezüglich dieser ihrer Eigenschaft schon von ihrem Aufenthalt in der Anstalt her bekannt, bei anderen trat dieser Zug ihres Wesens erst so recht deutlich in der Pflege hervor. Bei nicht wenigen gerade dieser unglücklichen Menschen sah man sich nach einer Reihe missglückter Versuche genöthigt, darauf zu verzichten, sie ausserhalb der Anstalt verpflegen zu wollen. Nur in einem Falle wurde eine Misshandlung eines geisteskranken Pfleglings durch Schläge mit der Hand ins Gesicht festgestellt, welche von der Hausfrau der Pflegestelle an der Kranken ausgeübt worden war im Affect über einen Schaden, welchen die Kranke angerichtet. Der Fall fand strafrechtliche Ahndung.

Der schwierigste Punkt der Beaufsichtigung ist, zu verhüten, dass Pfleger in die Wohnung, nachdem dieselbe mit weiblichen Pfleglingen belegt worden, noch Schlafburschen aufnahmen. Es ist dies vorgekommen und hat zur Entfernung der Pfleglinge aus einigen Pflegestellen geführt. Einigemale fand diese nachträgliche Aufnahme von Aftermiethern statt mit der Absicht, dieselbe zu verheimlichen; die Entdeckung war dann nicht leicht; einige Male ohne dieselbe. Die beengten Wohnungsverhältnisse haben in Beziehung auf das enge Zusammenwohnen eine solche Gleichgültigkeit erzeugt, dass in letzterem Falle die Pfleger so wenig etwas Ungehöriges erblickten, dass sie aus der vorgenommenen Vermiethung gar kein Hehl machten. Polizeiliche Bestimmungen bieten keine Handhabe dagegen, da die Polizei-Verordnung vom 17. Dec. 1880 betreffend das Schlafstellenwesen nur die Benutzung desselben Raumes als Schlafraum verschiedener Geschlechter verbietet. Wenn eine Wohnung genügend viele Räume hat, um eine getrennte Benutzung derselben als Schlafräume zu gestatten, wird von der Polizei eine Belegung derselben mit Aftermiethern verschiedenen Geschlechtes nicht verhindert. Etwaiger Verdacht auf Anwesenheit männlicher Aftermiether in einer Wohnung liess sich durch sofortige mündliche Anfrage beim betreffenden Revier-Amt auf der Stelle auf seine Stichhaltigkeit hin prüfen.

Einschüchterung der Pfleglinge von Seiten ihrer Pfleger, um

Ungehörigkeiten der Beaufsichtigung zu entziehen, ist vorgekommen, mit dem Erfolge, dass Kranke über Ungehörigkeiten schwiegen. Nicht aber gelangen diese Einschüchterungen in dem Grade, dass der Kranke dazu zu bringen gewesen wäre, auf Geltendmachung seines Wunsches nach Verlegung zu verzichten; und betreffs etwaiger Wünsche nach Verlegung sind die Kranken immer wieder und wieder bei jeder sich bietenden Gelegenheit eindringlich zu befragen. Mancher in seiner Ursache unklare Wunsch nach Verlegung fand so seine Erklärung, nachdem der Wechsel der Pflegestelle · vollzogen. Die Erfahrung schärft Einem gerade nach dieser Richtung hin sehr das Auge, um einem Wunsch des Kranken nach Entfernung aus seiner Pflegestelle entgegen kommen zu können, selbst wenn ein Grund für den Wunsch nach Verlegung auch auf eindringlichstes Zureden hin unter vier Augen nicht angegeben wird, wie es die Art mancher Kranken ist, so dass die Pfleger gerade durch Einschüchterung der Pfleglinge sehr wenig Schaden anrichten konnten. Viel schwieriger ist es, Ungehörigkeiten auf die Spur zu kommen, wenn nicht gegen den Willen der Pfleglinge, sondern im Einverständniss mit diesen solche zu verbergen waren. Am häufigsten war hier, dass eine Verschlimmerung im Befinden des Kranken nicht rechtzeitig zur Kenntniss gebracht und Unzuträglichkeiten, die der Kranke verursachte, geradezu verschwiegen wurden, damit eine Zurücknahme desselben in die Anstalt unterbleiben möge. Die Pfleger sind überhaupt geneigt, das Verhalten des Pfleglings in günstigerem Lichte, als der Wahrheit entsprechend ist, zu schildern, wenn wie allermeistens bei ihnen das Interesse, den Pflegling zu behalten, vorliegt. Nur ganz wenige Pfleger enthielten sich dieses Optimismus und berichteten objectiv. Auf der anderen Seite konnten sich die Pfleger in den wenigen Fällen, wo ihnen aus äusserlichen Gründen die Entfernung des Geisteskranken wünschenswerth war, nicht entschliessen, diesen Grund offen anzugeben, sondern sie glaubten stets, ihren Zweck angemessener zu erreichen, wenn sie eine Wiederaufnahme des Kranken als wegen Veränderung seines Befindens nothwendig hinstellten. Zu diesem Verhalten mag der Wortlaut des Pflegevertrages sie veranlasst haben.*) In Folge dieser Verhältnisse erwies sich die Aufgabe des mit Erledigung der auf die Pfleglinge bezüglichen Angelegenheiten beauftragten Arztes, nicht allein eine Beaufsichtigung der Pfleger aus-

---

*) Siehe Anhang Beilage No. 5.

Bothe.

6

zuüben, sondern auch über den Zustand der verpflegten Geisteskranken sich auf dem Laufenden zu halten, als gar nicht so einfach,
wie es den Anschein hatte. Man muss mit den oben geschilderten
Gepflogenheiten der Pfleger sehr vertraut sein und einige Menschen-
kenntniss zur Anwendung bringen, um sich von dem wahren Stand
der Dinge ein Bild machen zu können, das von der Wahrheit nicht
allzuweit entfernt ist.

Eine kleine Anzahl der geisteskranken Pfleglinge unterstanden
nicht allein der von der Irrenanstalt ausgeübten ärztlichen Beobachtung, sondern auch einer solchen von Seiten der Polizei. In
Ausnahmefällen konnte sich das Kgl. Polizei-Präsidium der Pflicht
nicht für entbunden erachten, gewisse Geisteskranke auch während
ihres Aufenthaltes in der Familienpflege einer polizeilichen Beaufsichtigung zu unterziehen, wie solche nicht selten aus der Irrenanstalt
beurlaubten Geisteskranken zu Theil wird. Es waren dies theils
solche Geisteskranke, die durch besonders gefährliche Handlungen zu
ihrer Aufnahme in die Irrenanstalt Veranlassung gegeben hatten, theils
solche, die aus Untersuchungs- oder Strafhaft wegen Geisteskrankheit
der Irrenanstalt überwiesen worden waren. In der ersten Gruppe
waren am zahlreichsten Alkoholisten, welche durch Misshandlung
ihrer Ehefrau und der Kinder vor ihrer Aufnahme der Polizei wiederholte Gelegenheit gegeben hatten, sich mit ihnen zu befassen. Diese
seitens der Polizei geübte Beobachtung wurde mit grosser Discretion
ausgeführt, sodass sie den Geisteskranken nicht zur Kenntniss kam.
Zu Bedenken ärztlicher Natur gab diese ausnahmsweise polizeiliche
Beobachtung keinen Anhalt; sie war im Gegentheil als eine werthvolle Ergänzung der ärztlichen Beaufsichtigung und eine Garantie
mehr für das Gedeihen der Familienpflege zu erachten.

Die Pflegestellen zu beaufsichtigen und die Pfleglinge zu beobachten, ist nicht die einzige Aufgabe des für die Familienpflege
bestellten Anstalts-Arztes. Es ist ihm überhaupt zur Pflicht gemacht,
für eine Vermehrung der Familienpflegestellen und Hingabe aller
dazu geeigneten Kranken der Anstalt Dalldorf selbst sowohl, als auch
der mit Berliner Communalkranken belegten Privat-Irrenanstalten in
Familienpflege nach Möglichkeit zu wirken. Im Laufe der Jahre hat
sich der Wirkungskreis des Aufsicht führenden Arztes mehr und
mehr ausgebaut. Es fällt ihm die Vorbereitung der Inpflegegabe zu,
zu welchem Zweck er mit den für die Familienpflege bezeichneten
Anstaltsinsassen und deren Angehörigen und Bekannten sich in Ver-

bindung setzt. Er macht die Vorschläge für die Höhe der Pflegegelder, begutachtet die so zahlreich einlaufenden Gesuche um Erhöhung derselben und um Extraunterstützungen, nachdem er
die hierfür jedes Mal nöthigen Erhebungen gemacht hat. Er
empfängt das Pflegestellen anbietende Publikum und bespricht mit
den Inhabern unbesetzter Pflegestellen die Uebernahme für sie geeigneter Kranker. Er empfängt die Pfleger, welche mündliche An-
liegen vorbringen betreffs ihrer Pfleglinge und ebenso die Pfleglinge,
welche gewöhnt sind, häufig nach der Anstalt zu kommen, um
Klagen zu äussern, Bitten zu stellen, Beschwerden vorzubringen.
Bald zeigt sich in Folge dieser Besprechungen eine Verlegung, bald
eine Wiederaufnahme nöthig. Sodann kommen die Angehörigen der
Kranken zur Besprechung, dieser oder jener Antrag an die Direction
im Interesse eines Kranken wird nothwendig; Rath wird begehrt in
allen möglichen Angelegenheiten, und man hat da Gelegenheit
dienstlich Erfahrungen nutzbar zu machen, von denen man eine
solche Verwendung kaum voraussah. Ganz besondere Aufmerksamkeit verdienen alle Bestrebungen der Pfleglinge um Arbeitsgelegenheit.

Man könnte vielleicht erwarten, dass es auch eine Hauptaufgabe
für den aufsichtführenden Arzt sein müsse, den Pfleger über sein
Verhalten gegen den Kranken zu unterrichten, sein Verständniss für
den Kranken hervorzurufen, gewissermaassen eine Mittelsperson zu
sein zwischen Pfleger und Pflegling. Es ist aber nicht an dem.
Der Arzt kann den Pfleger beaufsichtigen und ihn hindern, Unrecht
zu begehen gegen den Pflegling, er kann ihn aber nicht mit Aussicht auf Erfolg belehren, wie er sein Verhalten gegen den Pflegling
einzurichten habe. Man wird ja niemals unterlassen, bei Uebergabe
eines Pfleglings in eine neu besetzte Pflegestelle dem Pfleger die
Wichtigkeit der Verpflichtungen, die er übernimmt, darzulegen;
man wird das Gefühl der Verantwortlichkeit, welche der Pfleger auf
sich nimmt, zu stärken suchen; man wird darthun, wie die Uebergabe des Pfleglings an den Pfleger der Anvertrauung einer gefährlichen Sache gleich zu achten sei. In einem ganz bestimmten
vorliegenden Falle wird der Arzt bei der Inpflegegabe Verhaltungs-
regeln geben, eine Klippe, die er voraussieht, zu vermeiden; auch
wird in einem einzelnen, ganz bestimmten Falle der Pfleger sich
vom Arzte Rath erholen können, wie er sich gewissen Umständen,
die eingetreten sind, gegenüber zu verhalten habe; wenig genug

aber kann der aufsichtführende Arzt thun, um das gegenseitige Verhältniss von Pfleger und Pflegling im Allgemeinen zu beeinflussen. Das hinreichende Verständniss des Pflegers für das krankhafte Verhalten seines Pfleglings, welches nothwendig ist, damit er sein Betragen gegen denselben danach einrichte, ist eine angeborene Fähigkeit. Fehlt dieses Verständniss, so kann man kaum etwas thun, um dasselbe hervorzurufen. Man muss sich davor hüten, die Möglichkeit der Beeinflussung der Pfleger nach der Richtung hin zu überschätzen. Man wird sich meist eine Zeit lang beobachtend verhalten und zusehen, ob Pfleger und Pflegling sich in einander finden. Entweder es stellt sich Einvernehmen nach einiger Zeit her, oder es bleibt aus; im letzteren Falle ist nur Entfernung des Kranken aus der Pflegestelle die Lösung. Dass man durch Belehrung nichts Wesentliches erreicht, wird Jeder einsehen, der mit dem Volke zu verkehren Gelegenheit gehabt hat und gefunden hat, wie schwer es ist, der Einsicht eines ungebildeten Mannes Dinge nahe zu bringen, für deren Verständniss er keine Beanlagung besitzt, und wie leicht sich die nöthige Einsicht für eine Sache durch die Erfahrung einstellt, wo eine gewisse natürliche Anlage dafür vorhanden ist. Wo keine Anlage dafür da ist beim Pfleger, dass sich das nöthige Verständniss für die Geisteskranken entwickele, ist durch keine Bemühung, dasselbe hervorzurufen, etwas Lohnendes zu erreichen. Wo aber eine solche Anlage da ist, entwickelt der tägliche Umgang mit den Kranken eine recht gute Einsicht in das Wesen derselben, die bei verständigen Leuten in bemerkenswerther Weise sich ausbilden kann. Der Werth dieser Pflegestellen für die Anstalt nimmt mit den Jahren zu, und man kann diesen Leuten immer schwierigere Kranke ruhigen Gewissens anvertrauen.

Der wichtigste Erfolg, der dem aufsichtführenden Arzt aus dem persönlichen Verkehr mit dem Publikum der Pflegestellen erwächst, ist eine genaue Kenntniss der Persönlichkeiten und der Wohnungen der Pfleger, ihrer Brauchbarkeit und ihrer schwachen Seiten. Der grosse Vorrath zur Besetzung bereitstehender Pflegestellen ist nur ein todtes Capital, wenn nicht eine Person in der Anstalt ist, die auf Grund ihrer Kenntnisse der vorhandenen Pflegestellen aus eigener Anschauung den Bedarf der Anstalt nach Pflegestellen in individualisirender, den Wünschen und Bedürfnissen des einzelnen Kranken gerecht werdender Weise mit dem Angebot von Pflegestellen in Einklang zu bringen weiss. Diese wichtigste Aufgabe des aufsichtführenden Arztes ist es, welche dem Pflegestellenvorrath erst ihre Verwendbarkeit für die Anstalt zur Besetzung mit Pfleglingen giebt. Es wäre natürlich ein ganz unzweckmässiges Verfahren, welches Misslingen der Inpflegegabe, häufige und schnelle Rückkehr der Pfleglinge zur Anstalt und Schlimmeres im Gefolge haben würde, wollte man, ohne genaueste Berücksichtigung der Individualität sowohl der Pfleger als der Pfleglinge, in rein schematischer Weise eine Besetzung der Pflegestellen aus der Pflegestellen-Liste vornehmen. Bei dem nöthigen Eifer wird der die Angelegenheiten der Pfleglinge bearbeitende Arzt sich die hinreichende Kenntniss der Pflegestellen aus eigener Anschauung verschaffen, um in diesem Theil seine Aufgabe, der zusammen mit der Aufsicht über die Pfleger durchaus als wichtigster im Vordergrund seiner Thätigkeit steht, vor Missgriffen bewahrt zu bleiben.

Ausgeübt wurde die Beobachtung der Pfleglinge und die Beaufsichtigung der Pfleger in erster Linie durch Besuche, die zu dem Zweck in der Behausung der Pfleger gemacht wurden. Wie oft solche Besuche zu machen sind, darüber lässt sich kaum etwas Allgemeines sagen. Es richtet sich das ganz nach den im speciellen Falle gerade vorliegenden Verhältnissen. Es ist vorgekommen als äusserste Ausnahme, dass ein Pflegling einige Male hinter einander einmal in je einer Woche besucht wurde. Nur ganz besondere Gründe können dies bei der grossen Zahl der Pfleglinge veranlassen. Des Häufigeren sind Monate lange Zwischenräume zwischen den einzelnen Besuchen in den besetzten Pflegestellen. Die Besuche können um so seltener sein, je lebhafter der Verkehr mit der Anstalt ist, den der Pflegling selbst unterhält. Weitere Unterschiede ergeben sich daraus, ob die Pfleglinge bei Verwandten oder bei Fremden, ob sie in neu besetzten oder in längst bewährten Pflegestellen untergebracht sind. Je höher stehend in seinem geistigen Zustande der Kranke ist, desto mehr wird man die Zahl der Besuche einschränken. Eine gewisse Anzahl Kranke pflegen wegen jeder Unannehmlichkeit, die ihnen aufstösst, sich in der Anstalt einzufinden und zu berichten. Von anderen erfährt man freiwillig nichts; diesen muss man nachgehen; bei jenen kann man sich mehr abwartend verhalten.

Wenn es auch sicher ist, dass der Erfolg der Familienpflege abhängig ist von einer geregelten Inspection, so ist auf der anderen Seite auch nicht zu verkennen, dass die wachsende Zahl der Pfleg-

linge die Intensität dieser Inspection abschwächen muss. Zum
Theil wurde allerdings eine Verminderung der Zahl der auf den
einzelnen Kranken entfallenden Inspectionsbesuche dadurch aufgewogen, dass der aufsichtführende Arzt seine Thätgkeit Jahre
lang ausübt, sich in dieselbe immer mehr einzuleben im Stande ist.
Er lernt die ständigen Pflegestellen namentlich genau kennen und in
Bezug auf ihre Zuverlässigkeit beurtheilen. Aber auch trotz dieser im
Laufe der Zeit sich ergebenden Frucht der jahrelangen Beschäftigung
mit demselben Gegenstand wäre es dem Arzte unmöglich, über die
Verhältnisse des Pfleglings und der Pfleger hinreichend orientirt zu
bleiben ohne den Verkehr, welchen Pfleger und Pfleglinge ihrerseits
mit der Anstalt unterhalten. Eine grosse Unterstützung erfährt
dieser Verkehr mit der Anstalt und damit auch die Beaufsichtigung
durch eine Einrichtung, die sich als im hohen Grade zweckmässig
bewährt hat. Diese Einrichtung ist die eines von dem aufsichtführenden Arzte abgehaltenen Vorstellungstages. Es ist festgesetzt, dass monatlich je einmal die Pfleger ihre Pfleglinge zur
Anstalt zur Vorstellung zu bringen haben, und zwar in der Regel
am ersten, bezüglich zweiten Tage des Monats, dem Zahltage des
Pflegegeldes. Während es Anfangs schien, als ob es nicht opportun
sei, wenn die Anstalt zum Zweck der Pflegegelderhebung regelmässig
von einer so grossen Zahl von Personen, Pfleglinge und Pfleger, aufgesucht würde, und demgemäss die Stadt-Hauptkasse als Zahlstelle angewiesen war, zeigte die Erfahrung, dass im Gegentheil
dieses regelmässige Aufsuchen der Anstalt von Seiten der Pfleger
wie der Verpflegten gleich nöthig und wünschenswerth sei, um den
Zusammenhang mit den in Pflege Gegebenen nach Möglichkeit aufrecht zu erhalten und dem Arzte auf diese Weise zu ermöglichen,
die Kranken öfter zu sehen, als es sonst zu ermöglichen wäre. Es
wurde dementsprechend als Regel festgehalten, dass Pfleger und
Pfleglinge sich allmonatlich einmal zur Erhebung des Pflegegeldes
aus der Vorschusskasse der Anstalt in der Anstalt persönlich einzufinden hätten. Nur aus ganz bestimmten Gründen solle Dispens
von der Forderung persönlichen Erscheinens statthaben und die
Lebensbescheinigung der Polizeibehörde an die der Direction treten.
Solche Gründe sind mannigfache. Eine gewisse Art Kranker haben
eine zu grosse Abneigung gegen die Irrenanstalt, als dass sie ohne
Anwendung von Zwang dazu gebracht werden könnten, nach der
Anstalt zur Vorstellung zu kommen. Dies ist aber eine ganz kleine

Zahl. Häufiger wird aus anderen Gründen davon Abstand genommen, das persönliche Erscheinen jeden Monat zu verlangen. Man begnügt sich mit seltenerem Erscheinen, z. B. auch bei den Kranken, die in sehr grosser Entfernung untergebracht sind. Ganz besondere Rücksicht wird auch auf die Kranken genommen, denen es gelungen ist, eine Beschäftigung zu finden, und die darin durch den Besuch in der Anstalt nicht gehindert werden sollen. In diesen Fällen muss ein Bericht der Pfleger über das Befinden und Verhalten der Kranken den Ausfall eigener Beobachtung nach Möglichkeit ersetzen. Auf besondere Begründung wird auch auf das Erscheinen des Pflegers wenigstens eine Zeit lang verzichtet und ihm das Pflegegeld durch die Post gesendet. Auf den Vorstellungstag versparen sich häufig Pfleger und Pfleglinge, was sie vorzubringen haben, wenn die Sache nicht eilig ist: ihre Wünsche um Erneuerung der Bekleidung, um Unterstützung, um Atteste, um Entlassung oder Wechsel der Pflegestelle. So drängt sich auf die ersten Tage des Monats viel Arbeit, die Pfleglinge betreffend, zusammen, sodass ein recht reges Treiben in der Anstalt herrscht und alle betheiligten Beamten in voller Thätigkeit sind. Die nächsten Tage bringen noch die Nachzügler, welche das Gedränge scheuen.

Wichtiger noch als sonst bei der Thätigkeit des Anstalts-Arztes ist bei der Bearbeitung der die Pfleglinge betreffenden Angelegenheiten die Continuität der Amtsführung. Der Auftrag der Aufsicht über die Familienpflege wechselt deshalb nicht ohne Nothwendigkeit. Die Thätigkeit des aufsichtführenden Arztes trägt, wie sich im Laufe der Jahre gezeigt hat, nur dann die rechten Früchte, wenn ein bestimmter Arzt ständig die Aufsicht führt. Nur so ist es möglich, dass der betreffende Arzt eine genaue Kenntniss der Pflegestellen und Kranken erhält, dass er sich in seine Thätigkeit einlebt und die Methode weiter ausbildet, dass er der Anwalt wird, an den sich Pfleger wie Kranke stets wenden. Ein etwaiger Wechsel unter den Aerzten der Anstalt würde diese Wirkung nicht eintreten lassen. Es wurde als Grundsatz aufgestellt, dass der betreffende Arzt möglichst lange den Auftrag ausüben solle. Soll die Thätigkeit des die Familienpflege beaufsichtigenden Arztes der ganzen Anstalt den rechten Vortheil bringen, so ist eine gewisse Selbstständigkeit desselben in seinen Entscheidungen eine Voraussetzung des Erfolges, namentlich was die Auswahl der Pfleger, die Entscheidung über Wiederaufnahme und Pflegewechsel anbetrifft.

Ein Theil der Entscheidungen muss wenigstens vorläufig unterwegs getroffen werden bei Gelegenheit der Besuche in den Pflegestellen. Die Einrichtung der Familienpflege würde nicht gedeihen können, wenn die vorläufigen Entscheidungen des beaufsichtigenden Arztes nicht aufrecht erhalten würden und derselbe in die Lage käme, seine Maassnahmen umzuändern oder rückgängig gemacht zu sehen. Ich habe in dieser Richtung hin Schwierigkeiten nie gehabt. Herr Medicinalrath Sander, unter dessen Händen die Familienpflege erwachsen war, kannte die Bedürfnisse derselben zu genau, als dass er nicht, wenn er auch im einzelnen Falle vielleicht manchmal anderer Meinung gewesen ist, den zulässig weitesten Spielraum gegeben hätte. Es ist diese Seite der Sache eine ziemlich wichtige. Ich kann mir vorstellen, dass dieser Punkt unter Umständen einmal Ursache des Misslingens der Familienpflege werden könne, wenn er nicht berücksichtigt würde. Eine mit Geschäften verschiedenster Art überhäufte Direction kann, auch wenn sie den einzelnen Fall immer noch im Auge zu behalten vermag, in der Familienpflege wenig mehr als allgemeine Directiven geben, da die Entscheidung jeder Einzelfrage die Kenntniss und Combination kleiner und kleinster Thatsachen und Beobachtungen voraussetzt, die nur der in täglicher persönlicher Berührung mit Pfleger und Pfleglingen Stehende haben kann.

Die Thätigkeit des aufsichtführenden Arztes ist eine schöne und auch eine befriedigende, wenn die Beauftragte Neigung dafür hat. Sie erhält ihren Reiz durch die Berührung mit den verschiedenartigsten Verhältnissen und durch das Unterwegs auf den Kreuz- und Quertouren in einem so interessanten Gebiet, wie es eine Grossstadt mit ihrer halbfertigen Umgebung ist. Die Thätigkeit schafft Befriedigung, weil man sieht, dass man Nutzen stiften kann. Man hat das Gefühl, der Zweckmässigkeit zu ihrem Rechte zu verhelfen, wenn man sieht, wieviel die Hülfe, die, ohne dass ein langer Instanzenweg vorher nothwendig ist, sofort geboten werden kann, bedeutet für den geisteskranken Menschen.

Die Aufsicht über die Familienpflege führt der damit beauftragte Anstalts-Arzt, und zwar ein solcher in der Stellung eines Assistenz-Arztes, im Nebenamte neben seiner Thätigkeit innerhalb der Anstalt. Diese letztere beizubehalten ist nothwendig sowohl des Dienstes, als dieses Arztes wegen; die Continuität in seiner Ausbildung im Anstaltsdienst würde im anderen Falle beeinträchtigt werden. Die Thätigkeit des Arztes der Familienpflege ist kein Amt, sondern ein Auftrag, eine

Verwendung zu besonderem Zwecke eines für den Anstaltsdienst angestellten Arztes; deshalb bezieht der aufsichtführende, Arzt nicht als solcher Gehalt, sondern nur als einer der Assistenz-Aerzte der Irrenanstalt in der Reihe derselben. Die bei Gelegenheit der Inspectionsreisen gemachten Auslagen werden erstattet als Fuhrkosten und als Zehrungskosten; und zwar wurde als Fuhrgelegenheit fast ausschliesslich die Pferdebahn benutzt, die Stadtbahn kaum, wegen ihres Verlaufs quer zur Richtung der meisten Besuchstouren.

Auch die Frage ist in Erwägung gezogen worden, ob es besser sei, dass der beauftragte Arzt in der Stadt wohne oder in der Anstalt. Beiden Lösungen dieser Frage sind besondere Vorzüge nachzurühmen. Man kann wohl sagen, dass die Art ihrer Beantwortung irrelevant sei gegenüber der, ob der betreffende Arzt überhaupt geeignet sei oder nicht. Es hat in ernster Erwägung gestanden, ob dem beaufsichtigenden Arzt nicht zweckmässiger in Berlin Wohnsitz zu geben sei. Jedenfalls würden bei der Ausführung der Verlust der Vortheile, die sich aus der engeren Zugehörigkeit des in der Anstalt wohnenden Arztes zur Anstalt ergeben, nicht unwesentlich gewesen sein.

Die Pfleglinge.

Welcher Art waren nun die Kranken, die der Familienpflege überwiesen wurden? Nach welchen Grundsätzen wurde bei ihrer Auswahl verfahren? Es hat sich schon in Vorhergehendem gezeigt, dass für die Auswahl des Kranken, ebenso sehr wie der Zustand desselben, die äusseren Umstände, unter denen man sein Verweilen ausserhalb der Anstalt möglich machen kann, in Betracht kommen. Hiernach könnte es scheinen, als ob nicht nach einheitlichen Gesichtspunkten bei der Auswahl der Geisteskranken für die Familienpflege verfahren worden. Das scheint aber nur so, und wäre dieser Vorwurf durchaus nicht gerechtfertigt. Im Gegentheil sind diese Gesichtspunkte unter ein grosses Princip zu bringen, welches bei den Entlassungen aus der Anstaltspflege in die Familienpflege leitend war, nämlich das, nicht allein alle für die Familienpflege ohne Weiteres geeigneten Kranken derselben zu überweisen, sondern auch alle

Geisteskranke, bei denen eine Verpflegung ausserhalb der Anstalt auch nur möglich schien, für die Familienpflege heranzuziehen, sobald als die äusseren Umstände einen Versuch zu rechtfertigen schienen. Von diesem Princip aus kommen nicht bloss die Gesichtspunkte zur Geltung, welche in Betreff des Zustandes des Kranken in Betracht kommen, sondern ebenso sehr eine Reihe äusserlicher Momente, welche für die Inpflegegabe mindestens gleiche Wichtigkeit haben. Es ist deshalb deren Besprechung nicht zu trennen von der Besprechung der aus dem Zustande des Kranken für die Auswahl zur Familienpflege sich ergebenden Momente. Solche Momente sind: Angehörige, welche zur Wiedervereinigung mit ihren in der Anstalt befindlichen Familienmitgliedern drängen — die Wünsche der Kranken selbst, welche täglich und jeden Tag dringender darum bitten, dass ein Versuch mit ihnen gemacht werde — Bekannte und Freunde des Kranken, welche, um selbst einen Vortheil zu erlangen oder um dem Kranken zu Willen zu sein, die Inpflegegabe desselben beantragen — Inhaber ständiger Pflegestellen, welche um Ueberlassung eines Kranken bitten. Alle die Verhältnisse, welche die Erwähnten betreffen, sind in Ansehung gezogen worden bei der Auswahl Kranker für die Familienpflege. Eine der wichtigsten der Erwägungen von Einfluss auf die Auswahl der Geisteskranken ist stets die gewesen, welche Beurtheilung voraussichtlich eine Armen-Commission an die Hülfsbedürftigkeit des Kranken legen würde für den Fall, dass der Kranke aus der Anstalt in die offene Armenpflege entlassen würde, im Besonderen, ob die Hülfsbedürftigkeit auch dem Laien evident sei, oder ob zur Beurtheilung derselben irrenärztliche Erfahrung nothwendig sei.

Wir wollen der Reihe nach die hauptsächlichsten der für die Auswahl der Geisteskranken zur Familienpflege zur Geltung gekommenen Gesichtspunkte durchgehen. In erster Linie werden die Kranken für die Inpflegegabe bestimmt, deren Zustand eine ärztliche Beobachtung auch nach ihrem Austritt aus der Anstalt noch wünschenswerth erscheinen lässt. Es sind dies Kranke, bei denen schwere Aeusserungen ihrer Krankheit vorhanden sind. Kranke mit Sinnestäuschungen (welches Symptom ja im Allgemeinen die Anstaltspflege als nothwendig erscheinen lässt) werden, wenn äusserem Anlass zu Folge solche aus der Anstaltsverpflegung doch austreten, der Familienpflege überwiesen. Das Gleiche gilt für Kranke mit schweren Krämpfen, oder solche Krampfkranke, bei denen neben den Krämpfen zeitweise auftretende Verwirrungs- und Erregungs-Zustände zur Erscheinung kommen. Aehnliche Erwägungen gelten für die Geisteskranken, welche zwar meistens ruhig und geordnet sich verhalten, bei denen es aber aus geringfügigen Ursachen zu Affecten und selbst beträchtlichen Erregungen kommt. Diese Letzteren eignen sich ganz besonders zur Familienpflege. Verständige Pfleger beurtheilen diese Ausbrüche richtig als bald vorübergehende Erscheinungen einer Krankheit und wissen sich diesen Ausbrüchen gegenüber, demgemäss richtig zu verhalten. Ist es nicht möglich, diese Kranken in eine Umgebung zu versetzen, welche diesen Wuthausbrüchen gegenüber das richtige Verhalten an den Tag legt, sind alle diese Kranken als der Anstaltspflege durchaus bedürftig anzusehen. Auch alle Geisteskranke, bei denen sich die Krankheit nicht in so gewaltsamer Weise äussert, wie bei den oben erwähnten, werden der Familienpflege überwiesen, wenn ihre Anstaltspflege-Bedürftigkeit eine derart bedingte ist, dass eine solche nicht vorhanden ist im Falle man ihnen ausserhalb der Anstalt Verhältnisse schaffen kann, in denen ihrer Krankheit thunlichste Berücksichtigung geschenkt wird. Es waren dies besonders Geisteskranke mit neurasthenischen Symptomen, die wohl fähig waren, sich zu beschäftigen, wenn dies ihnen nach Lust und Neigung überlassen war, denen aber ihre abnorm starken oder abnorm zeitig auftretenden Ermüdungserscheinungen eine geregelte oder andauernde Arbeitsleistung unmöglich machen. Es sind diese Zustände bekanntlich nicht so selten, und ohne genaue Kenntniss vorangegangener anderer krankhaften Störungen nicht immer leicht richtig zu beurtheilen. Der Laie wird kaum in der Lage sein, diese Zustände als krankhafte zu erkennen, wenn er nicht in der Lage ist, dauernd mit einem solchen Kranken zusammen zu leben. In letzterem Falle entgeht ja auch dem Laien nicht die Einsicht vom Krankhaften dieses Zustandes. Sonst sind aber gerade Kranke mit diesen Symptomen häufig falscher Beurtheilung und demgemäss falscher Behandlung ausgesetzt, wenn sie von der Anstalt entlassen werden. Es gelingt ihnen nicht von den Armen-Commissionen, deren Mitglieder ihren Zustand richtig zu beurtheilen nicht in der Lage sind, eine ihrem Zustande angemessene Unterstützung zu finden; die Folge ist baldiger Wiedereintritt der Anstaltspflege-Bedürftigkeit.

Für eine Anzahl Geisteskranker ging man bei ihrer Ueberweisung an die Familienpflege aus von der Erfahrung, wie gut bei manchen Geisteskranken das Bewusstsein wirkt, sich in einer gewissen ärztlichen Beobachtung zu befinden. Es gilt dies ganz besonders von manchen Hysterischen, von gewissen Querulanten und vielen Alkoholisten, deren Verhalten günstig beeinflusst wird durch diese Beobachtung, die eine Art traitement moral darstellt. Ohne die ärztliche Beobachtung lassen sich diese Kranken mehr gehen und der Zustand, der zu ihrer Aufnahme geführt hat, tritt leichter wieder ein. Solche Kranke sind nicht gerade häufig, am häufigsten sind es noch hysterische Weiber, die die Neigung haben, eine ganz besondere Beachtung der eigenen Person zu beanspruchen und Männer mit querulatorischen Neigungen; bei letzteren war die Beeinflussung ihres Verhaltens durch den Arzt einige Male viel deutlicher, als sich bei ihrer Zugehörigkeit zur grossen Gruppe der Paranoia erwarten liess.

In ähnlicher Weise wie neurasthenische Individuen sind der Gefahr, in Bezug auf ihre Hülfsbedürftigkeit unrichtig beurtheilt und demgemäss falsch behandelt zu werden, namentlich ausgesetzt alle periodischen Zustände; dahin gehören die Krampfkranken. Diese Krampfkranken sind wohl im Stande zu arbeiten, selbst schwerere Arbeiten zu verrichten; trotzdem gelingt es ihnen nicht, ihre Arbeitskraft als freie Arbeiter zu verwerthen und sich den nothwendigsten Lebensunterhalt zu verdienen, auch wenn die Verminderung der Intelligenz mässig ist und Aufregungszustände oder dergl. nicht eintreten. Zum Theil trägt ja die Verminderung der Intelligenz und Veränderung ihrer seelischen Thätigkeit dazu bei; die Hauptschuld an ihrer Hülfsbedürftigkeit trägt aber die Thatsache, dass diese Kranken aus jedem Arbeitsverhältniss wieder austreten müssen wegen Krampf- oder Schwindelanfällen, wegen zeitweiliger starker Verminderung ihrer Leistungsfähigkeit durch Auftreten von Kopfschmerzen, leichter Benommenheit und dergl. Auch diese Kranken bieten für den Laien, wenn sie nicht gerade in Krampfzuständen von ihnen betroffen werden, häufig nicht den Eindruck von erwerbsunfähigen Kranken. Von demselben Schicksal werden häufig Alkoholisten betroffen, sie werden nicht für Kranke gehalten. Auch sie sind deshalb erwerbsunfähig, weil es ihnen nicht möglich ist, sich in einem dauernden Arbeitsverhältniss zu halten. Und doch machen sie auf den Laien den Eindruck von arbeitsfähigen Menschen, die mit einem Laster behaftet sind, dessen üble Folgen sie selbst verschuldet haben. Sie sind auch arbeitsfähig, wie ihr Verhalten in der Anstalt zeigt, wo sie bei der ihnen durch den Anstaltsaufenthalt auferlegten Beschränkung ganz leistungsfähig sein können. Aber als erwerbsfähig, wenn sie ausserhalb der Anstalt sich aufhalten, können sie trotzdem nicht erachtet werden. Sie sind anzusehen als »arbeitsfähige Kranke«; Kranke, die der Anstaltspflege nicht mehr bedürftig, die ihre Arbeitsfähigkeit nur in ihrem besonderen Zustande entsprechenden Verhältnissen, nur unter besonderen äusseren Umständen zu verwerthen in der Lage sind. Diese besonderen äusseren Umstände auch nach ihrem Austritte aus der Anstalt ihnen zu bieten, wurde die Familienpflege benutzt. Werden solche Kranke entlassen und bleiben sie nach der Entlassung sich selbst ohne genügende Unterstützung überlassen, so tritt sehr bald bei ihnen wieder ein Zustand ein, in dem sie der Pflege einer geschlossenen Anstalt durchaus bedürftig sind. Ihre Arbeitsfähigkeit ist an für sich, weil sie von derselben den richtigen Gebrauch zu machen durch ihre Krankheit gehindert sind, durchaus nicht im Stande, sie erwerbsfähig zu machen.

Noch schwieriger ist es für den Laien, diejenigen der Alkoholisten, welche periodisch sind, in Bezug auf ihre Hülfsbedürftigkeit richtig zu schätzen. Die anfallsfreie Zeit mit ihrem relativ guten Zustand lässt den Kranken in seinem Verhalten als einen Gesunden erscheinen. Der Laie weiss nicht, dass mit Sicherheit in einigen Wochen ein Zustand bei dem Betreffenden da sein wird, in dem derselbe gänzlich arbeitsunfähig sein wird. Kommt nun noch dazu, dass diese vorgehends geschilderten Kranken, deren Erwerbsfähigkeit richtig zu beurtheilen Schwierigkeiten macht, körperlich stark oder selbst blühend aussehen, wie viele unserer Kranken, und in der ersten Zeit nach der Entlassung aus der Anstalt, wo die Wirkung des Anstaltsaufenthaltes noch ganz erhalten ist, recht geordnet und in ihrem äusseren Verhalten Gesunden durchaus gleich sich bewegen, so ist es klar, dass die Mitglieder der Armen-Commissionen Unterstützungs-Gesuchen solcher Personen gegenüber sich sehr zurückhaltend verhalten müssen. Steht ein solcher Mann, kräftig und anscheinend gesund, um Unterstützung bittend vor dem Armen-Vorsteher, so wird derselbe dem trauen, was seine Augen ihn sehen lassen, und es seinem Urtheile wohl zutrauen, die Unterstützungsbedürftigkeit des Hülfesuchenden zu beurtheilen, wenn auch aus den Acten die Krankheit des Betreffenden klar genug hervorgeht. Denn es liegt die Erwägung nur zu nahe, dass jener wohl früher krank, aber nun nach und in Folge seiner Genesung aus der Anstalt entlassen wurde, in gutem Gesundheitszustande, wie der Augenschein zeigt. Auch wenn die Anstalts-Direction bei der Armen-Direction vor der Entlassung eines solchen Menschen eine angemessene Unterstützung beantragt und auch für ihn auswirkt, so wird dies die Armen-Commission nicht hindern, von ihrer Befugniss der Verminderung oder Absetzung der Unterstützung in einem Falle, wie oben geschildert, wegen angenommener verbesserter oder wiederhergestellter Erwerbsfähigkeit Gebrauch zu machen.

Einer gleichfalschen Beurtheilung durch Nichtpsychiater unterliegen diejenigen Kranken, welche, durch krankhafte Unstätheit getrieben, von Monat zu Monat ihre Wohnung, ihre Pflegestelle wechseln. Dasselbe Ergebniss wie die blosse Unstätheit hat es, wenn Kranke durch Beeinträchtigungs- und Verfolgungs-Idee angetrieben werden, nach kurzem Aufenthalt sich eine neue Umgebung, von der sie sich Besseres versprechen zu können glauben, suchen. Die Armen-Commissionen können diesen Kranken nicht gerecht werden. Dies hat seinen Grund darin, dass das Krankhafte der Neigung zum Wechsel der Pflegestellen nicht erkannt wird. Die Armen-Commissionen verhalten sich den Wünschen solcher Geisteskranker nach häufigem Ortswechsel gegenüber durchaus ablehnend. Sie sehen darin eine durchaus unberechtigte Neigung und üble Angewohnheit, welche ihnen selbst nur Arbeit, die ohne jeden Nutzen ist, macht und dem Geisteskranken selbst keinen Vortheil bringen kann. In der Regel weisen die Armen-Commissionen vorkommenden Falles die Kranken an die Anstalt zurück; sie sind dazu schon deshalb genöthigt, weil sie in Folge ihrer Organisation nicht im Stande sind, dem raschen eigenmächtigen Wechsel der Pflegestellen von Seiten der Kranken aus einem Bezirk in den andern mit genügender Schnelligkeit zu folgen. Alle diese Kranken, deren Unstätheit bei Gelegenheit früherer Ueberweisungen an die offene Armenpflege sich schon herausgestellt, oder wo eine solche wegen bestehender Beeinträchtigungs-Ideen noch zu erwarten war, wurden nach Einrichtung der Familienpflege stets dieser überwiesen.

Eine weitere Veranlassung für die Anstalts-Behörden, zu entlassende hülfsbedürftige Kranke nicht der Armen-Direction zu überweisen, sondern sie in Familienpflege zu geben, war gegeben, wenn Verhältnisse vorlagen, die eine besondere Ueberwachung der Pflegestelle von der Anstalt aus als nothwendig oder wünschenswerth erscheinen liessen. Dies konnte aus mehrfachen Ursachen der

Fall sein. Es kam vor, dass für einen Geisteskranken nur eine gewisse bestimmte Pflegestelle in Betracht kam; sei es, dass derselbe sich weigerte, wo anders hinzugehen, sei es, dass man sich für sein Verbleiben ausserhalb der Anstalt aus besonderen Gründen nur in dieser Pflegestelle guten Erfolg versprechen konnte. Solcher besonderer Gründe waren z. B. vorhanden bei scheuen, empfindlichen Kranken. Wenn nun gegen diese Pflegestelle Bedenken vorlagen, welche nicht so erheblich waren, dass die Pflegestelle unbedingt abgelehnt werden musste, wurde durch Ueberweisung des Kranken an die Familienpflege, die Pflegestelle einer besonderen Beobachtung unterstellt. Eine Veranlassung, die Pflegestelle besonders im Auge zu behalten, lag ferner dann vor, wenn es sich um jüngere und hübsche Mädchen handelte, die vielleicht mit einem Hang zum Leichtsinn, der im Schwachsinn seine Wurzel hatte, behaftet waren oder einen erotischen Zug hatten. Obgleich in diesen Fällen bei Auswahl der Pflegestellen stets mit besonderer Sorgfalt verfahren wurde, wurde auf Ueberweisung an die Familienpflege hier selten verzichtet. Eine weitere Veranlassung, einen Geisteskranken in Familienpflege zu entlassen, war gegeben, wenn es sich darum handelte, unter möglichster Beschleunigung einen hülfsbedürftigen Geisteskranken ausserhalb der Anstalt zu versetzen, wozu sich gerade eine geeignete Gelegenheit bot. Die Ueberweisung in die Familienpflege ermöglichte allein die sofortige Bereitstellung von Mitteln zu seiner Verpflegung ausserhalb der Anstalt mit Vermeidung aller Aufschub machenden Verhandlungen, die ohne die Familienpflege für den Austritt aus der Anstalt nothwendig gewesen wäre.

Es wurde ferner stets für angezeigt erachtet, die Fürsorge für einen Geisteskranken durch Ueberweisung in die Familienpflege unter Verwaltung der Irrenanstalt zu belassen, wenn eine besondere Höhe des Pflegegeldes sich nöthig machte. Es giebt gewisse anspruchsvolle Kranke, welche nicht anders ausserhalb der Anstalt zu halten sind, als dass man das Pflegegeld etwas reichlicher bemisst. Es sind dies z. B. Kranke mit querulatorischen Neigungen, welche so zu sagen Himmel und Erde in Bewegung zu setzen bestrebt sind, um vermeintliche Rechte auf Pensionen oder dergl. zu verfechten, sobald sie ohne ihren Ansprüchen genügende Unterstützungen ausserhalb der Anstalt sich befinden. Sie geben durch Belästigung der Behörden, welche sie anrufen, durch Schmähungen derselben, welche sie erheben, wenn sie abgewiesen werden, Veranlassung zu ihrer baldigen Wiedereinlieferung. Bei einem Theil dieser Kranken gelingt es wirklich, durch eine etwas reichliche Unterstützung ein ruhiges Verhalten derselben ausserhalb der Anstalt zu erzielen. Und da auch bei reichlicher Bemessung des Pflegegeldes und unter Einrechnung der Generalunkosten der durchschnittliche Satz der Verpflegungskosten eines Geisteskranken in der Anstalt von der Familienpflege nicht erreicht wird, sind auch vom rein finanziellen Standpunkt aus Bedenken gegen Gewährung jenes nicht zu erheben. Der häufigeren Veranlassung zur Zahlung höherer Pflegegelder, der Nothwendigkeit besonderer Pflege und Abwartung, ist schon früher gedacht worden.*)

Bei einer Anzahl Kranker lässt sich aus ihrem Verhalten während ihres Aufenthaltes in der Anstalt kein sicherer Anhaltspunkt finden zur Beantwortung der Frage, wie derselbe sich ausserhalb der Anstalt halten würde. Zu ermitteln, ob eine Verpflegung ausserhalb der Anstalt möglich, kommt es auf den Versuch an, und der Versuch wird gemacht. Die Inpflegegabe ist ein geeignetes Mittel, diesen Versuch unter den für die Beobachtung günstigen Verhältnissen vorzunehmen, und demgemäss sind eine grosse Anzahl Kranker von diesem Gesichtspunkte aus in Familienpflege gegeben worden. Der Erfolg war natürlich nicht immer der gewünschte. Aber bei einer Anzahl Kranker gelang es, sie in Pflege ausserhalb der Anstalt zu halten, bei denen man mit grossem Misstrauen an den Versuch gegangen war. Bei vielen dieser Kranken war derselbe unternommen auf ihr eigenes Betreiben und Bitten hin. Seitdem die Familienpflege auch den Kranken bekannter geworden ist, bekommen die ihren Rundgang machenden Aerzte neben dem bekannten typischen Verlangen nach Entlassung von Seiten oft gerade der schwersten Kranken von den gebesserten Kranken häufig die Bitte zu hören, eine Versuch mit ihnen zu machen und sie in Pflege zu geben. Nachdem die Einrichtung der Familienpflege sich eingelebt hat und die nöthigen Erfahrungen gesammelt worden sind, sind gute Resultate erzielt worden auch bei Kranken, deren Verpflegung ausserhalb einer Anstalt man früher nicht für möglich gehalten haben würde. Es sind eine ganze Reihe solcher Kranker, z. B. Paralytiker und erregte Senile, mit Vortheil in der Familienpflege verpflegt worden. Es war diese Versetzung auch schwererer Kranker in die Familienpflege eine Erweiterung der derselben anfänglich gestellten Aufgabe, die

---

*) Vergleiche Seite 64.

bei der Einrichtung zunächst nicht in Betracht gezogen wurde, die sich aber in der Weiterentwickelung derselben von selbst ergab. Wenn nur das Verhalten des Kranken so war, dass schwere Ruhestörungen von ihm nicht zu erwarten waren, und andere Bedenken nicht vorlagen, wurde Wünschen auf Beurlaubung hülfsbedürftiger Kranker möglichstes Entgegenkommen durch Inpflegegabe derselben entgegengebracht.

Die Familienpflege erwies sich so im Laufe ihrer Entwickelung noch für weitere Klassen Kranker anwendbar. Man konnte Wünschen der Angehörigen um Beurlaubung ihrer kranken Familienmitglieder in erweitertem Maasse gerecht werden, indem man dieselben, auch wenn für sie eine dauernde Verpflegung ausserhalb der Anstalt ihres Zustandes wegen gar nicht in Frage kommen konnte, in Pflege gab. So wurden Kranke, zu deren Beurlaubung man sich sonst nicht entschlossen haben würde, der Wohlthat eines kurzen Aufenthaltes in den eigenen Familien theilhaftig. Manchmal konnte der Aufenthalt ganz wider ursprüngliches Erwarten verlängert werden, bei Kranken, die sonst dauernd oder jedenfalls viel längere Zeit in der Anstalt geblieben wären, wenn den Angehörigen der Versuch, sich der Möglichkeit zu versichern, wieder mit ihnen zusammen leben zu können, durch Einrichtung der Familienpflege nicht so sehr erleichtert worden wäre. Obgleich Pfleglinge, im Falle sie bettlägerig krank wurden, in ihren Pflegestellen nicht belassen wurden, konnten doch ausnahmsweise erschöpfte Kranke, bei denen in Anschluss an ihre körperliche Erschöpfung ein ruhigeres Verhalten eingetreten war, auch wenn ihr Ableben in absehbarer Zeit zu erwarten stand, auf dringenden Wunsch ihrer Angehörigen diesen in der Form der Inpflegegabe zurückgegeben werden. Es wurde im Allgemeinen vorgezogen, einen entlassungsfähigen hülfsbedürftigen Geisteskranken nicht der offenen Armenpflege, sondern der Familienpflege zu überweisen, wenn mit Sicherheit angenommen werden musste, dass der Aufenthalt der Geisteskranken ausserhalb der Anstalt nur von kurzer Dauer sein würde und in kurzer Zeit Wiederaufnahme stattzufinden haben würde.

Einen grossen Vortheil bot die Benutzung der Familienpflege, wenn es sich darum handelte, den Austritt solcher Kranken aus der Anstalt durchzusetzen, welche von der Polizei als gemeingefährlich eingeliefert worden waren, und gegen deren Entlassung von der Polizei noch Bedenken geltend gemacht wurden. Die Polizeibehörde, welche von der Absicht der Entlassung solcher Kranken zu unterrichten war, verzichtete in einer Anzahl von Fällen darauf, gegen den Austritt der Kranken aus der Irrenanstalt Widerspruch zu erheben, wenn es sich nicht um definitive Entlassung, sondern um eine Inpflegegabe handelte. Nachdem ein Kranker eine Zeit lang in der Familienpflege sich geordnet geführt hatte, pflegte nunmehr auch gegen eine Entlassung aus der Familienpflege die Polizeibehörde einen früher geltend gemachten Widerspruch nicht aufrecht zu erhalten. In ganz gleicher Weise erleichtert die unter Verwaltung der Irrenanstalt stehende Familienpflege den Austritt solcher Kranker, deren Entlassung, weil nach Begehung einer strafbaren Handlung (§ 203 der Strafprocessordnung) oder in Strafhaft (§ 487) erkrankt, der Genehmigung der Gerichtsbehörden bezüglich der Strafvollzugsbehörden unterliegt.

Mit grossem Vortheil werden auch die Geisteskranken der Familienpflege überwiesen, von denen man voraussieht, dass sie in einiger Zeit in eigene Fürsorge übergehen können. Man geht dabei von dem Gesichtspunkt aus, den Kranken während mehrerer Monate unter günstigeren Bedingungen, als es sonst der Fall gewesen wäre, den Kampf ums Dasein aufnehmen zu lassen, um so eine grössere Gewähr zu haben, dass der Versuch auch gelingen werde. Für diese Kranken war der Einfluss der Familienpflege ganz besonders wohlthätig; sie konnten in rechter Ruhe und ohne Sorgen nach einer Beschäftigung sich umsehen. Sie konnten es mit mehr Aussicht auf Erfolg versuchen, in die Bewerbung um Arbeitsgelegenheit einzutreten, als sie es hätten thun können, wenn sie nur zur Beschaffung einer solchen vor ihrer Entlassung in die Stadt beurlaubt worden wären. Die Lage der aus der Irrenanstalt in eigene Fürsorge Entlassenen ist ja, wie bekannt, eine recht schwierige. Fast überall tritt man ihnen mit Misstrauen gegenüber. Das Publikum verhält sich vielfach, als sei diesen Menschen ein Character indelebilis aufgedrückt. Es scheint, als ob es den Entlassenen jetzt mehr noch als in früheren Jahren erschwert sei, in der Aussenwelt wieder festen Fuss zu fassen. Zweifellos trägt die für die grossen Städte allgemein zugestandene grössere Ueberfüllung des Arbeitsmarktes durch Ueberangebot von Arbeitskräften das Seinige dazu bei. Zum nicht kleinen Theil aber ist seit der allgemeinen Einführung des Versicherungskassenwesens der Uebelstand stärker hervorgetreten, dass es den aus der Irrenanstalt Entlassenen schwer gemacht wird, wieder in ein festes Arbeitsverhältniss einzutreten und sich den Lebensunterhalt zu verdienen. Namentlich ist dies seit Einführung der Altersversicherung in stärkerem Maasse der Fall. Die Controle der Vergangenheit ist dem Arbeitgeber erleichtert; eine Verheimlichung des Aufenthaltes in der Irrenanstalt gelingt dem Entlassenen selten. Die Arbeitgeber haben, mit aus der Irrenanstalt Entlassenen einen dauernden Arbeitsvertrag einzugehen, vielfach eine unbestimmte Scheu, die sich ihrer Ursache nicht bewusst ist. Auch wenn der Entlassene ganz brauchbar sich erweist und sie ihn gern beschäftigen, wurde von einer Anzahl Arbeitgeber der Modus vorgezogen, denselben täglich abzulohnen und ihn am nächsten Morgen aufs Neue auf einen Tag Arbeit zu verpflichten. Die die Versicherungskassen betreffenden gesetzlichen Bestimmungen sind kein Hinderniss für die Annahme der aus der Irrenanstalt Entlassenen, da aus Geisteskrankheit kein Anspruch an die Kassen erwachsen kann. Die aus der Irrenanstalt Entlassenen verhalten sich in Bezug auf ihre Chancen zur Erlangung von Arbeitsgelegenheit ähnlich den aus der Strafhaft zur Entlassung Gelangenden. Wie für jene, ist für diese die Schwierigkeit, wieder zu einer Erwerbsthätigkeit zu kommen, eine längst anerkannte und hat sich die Vereinsthätigkeit der Sache bemächtigt. Gerade zum Zwecke der Erlangung von Arbeitsgelegenheit erweist sich die Vereinsthätigkeit auch für die Geisteskranken als nicht unzweckmässig.

In ähnlicher Weise, wie die Geisteskranken, welche vor Uebergang in eigene Fürsorge auf einige Zeit der Familienpflege überwiesen wurden, konnte man die Familienpflege anwenden für solche Geisteskranke, deren Zustand es erlaubte, die Zeit der Reconvalescenz ausserhalb der Anstalt zu verbringen. Ohne die Einrichtung der Familienpflege wären dieselben viel länger in der Anstalt zu halten gewesen. Die Familienpflege bot ihnen eine Stätte, wo sie ohne Sorgen und ohne afficirende Reibung mit der Aussenwelt in einer ihnen mehr als die Anstalt zusagenden Umgebung das Gleichgewicht der Seele wiederfinden konnten.

Mit dieser vorangehenden Aufzählung sind die für die Auswahl der Kranken zur Familienpflege in Betracht kommenden Gesichtspunkte nicht erschöpft, nur die wichtigsten wurden erwähnt. Stets suchte man aber den beiden Hauptgesichtspunkten des Gegenstandes als eines der praktischen Psychiatrie: der ärztlichen Seite und der der Verwaltung, in einer Weise gerecht zu werden, welche das Interesse der zu verpflegenden Kranken mit dem der die Kosten der Verpflegung aufbringenden Gemeinde vereinigte.

7*

Es geht aus Vorgehendem genugsam hervor, dass die Entscheidung darüber, ob ein hülfsbedürftiger Geisteskranker in der Anstalt zu behalten, oder in Familienpflege unterzubringen, oder der Armen-Direction zu überweisen sei, stets und allein von rein praktischen Gesichtspunkten aus gefällt worden ist. Man hat sich nicht ängstlich aufgehalten mit rein akademischen Erörterungen, ob man den Begriff »speciell irrenärztlicher Aufsicht bedürftig«, welcher der Auseinandersetzung mit der Armen-Direction zu Grunde gelegt wurde, auch wirklich richtig fasse und anwende. Denn nicht den Worten, sondern der Sache gerecht zu werden, soll man bestrebt sein, und hat sich deshalb durch theoretische Erwägungen nicht hindern lassen, in jedem einzelnen Falle unter Würdigung aller für den Fall in Betracht zu ziehenden Verhältnisse so zu entscheiden, wie es im Interesse des Kranken und der Zweckmässigkeit der ihm zu Theil werdenden Fürsorge zu liegen schien.

Die Irrenanstalt Dalldorf ist zwar nach § 1 ihres Reglements zunächst nur zum Zwecke der Erfüllung der Verpflichtungen zur polizeilichen Armenpflege bestimmt, jedoch ist nach § 3 desselben Reglements auch zahlungsfähigen Kranken die Aufnahme unter bestimmten Voraussetzungen nicht gänzlich versagt. Eine Antheilnahme aber an der Einrichtung der Familienpflege ist diesen Kranken versagt, da bestehende Hülfsbedürftigkeit hier Voraussetzung der Zulassung ist. Auch für eine Anzahl solcher zahlender Kranker sind aus den vorgeprüften ständigen Pflegestellen solche in Benutzung gezogen worden, wenn diese Kranken in ihre eigenen Familien noch nicht zurückkehren konnten, und einer weiteren Anstaltspflege doch nicht mehr bedürftig waren. Die Inpflegegabe war in diesem Falle Gegenstand einer privaten Vereinbarung zwischen den Pflegern und den zur Fürsorge verpflichteten Angehörigen des Kranken.

Nachdem in Vorgehendem die Gesichtspunkte dargelegt worden sind, welche zur Geltung kamen bei der Auswahl der Kranken zur Familienpflege, soll in Folgendem das Krankenmaterial selbst gesondert in Gruppen nach Geschlechtern und nach Formen der Geistesstörung besprochen werden. Dem praktischen Bedürfnisse wird genügt durch Bildung folgender Gruppen nach der Form der Seelenstörung: Idiotie — Seelenstörung mit Epilepsie oder Hysterie — Paralytische Seelenstörung — Seelenstörung der Senilen — einfache Seelenstörung mit

Alkoholismus (die epileptischen Alkoholisten sind zu den Epileptikern gestellt) — andere chronische Zustände von Seelenstörung. Von der Familienpflege ausgeschlossen gewesen ist keine der Hauptformen der Seelenstörungen, insbesondere auch die Paralyse nicht.

Die an Idiotie leidenden männlichen Pfleglinge waren sämmtlich von körperlich guter Gesundheit. Es waren alle Lebensalter vom 16. Lebensjahre ab vertreten. Die Stufe ihrer Intelligenz war eine mittlere, sie verhielten sich meist ruhig und geordnet, doch war ausgesprochene Neigung zum Affect bei vielen vorhanden. Sie bedurften keiner besonderen Aufsicht und Pflege, bewegten sich alle ausserhalb ihrer Pflegestelle allein, ohne dass Begleitung nothwendig gewesen wäre. Die eine Hälfte der Pfleglinge dieser Gruppe war arbeitsfähig, die andere Hälfte nicht. Von den Beschäftigten war die Hälfte im landwirthschaftlichen Kleinbetrieb, wo auch sonst unzulängliche Arbeitskraft so gut zu verwerthen ist, beschäftigt beim Gemüsebau und zur Viehwirthschaft; die übrigen fanden Verwendung zu einfachen grob-mechanischen Arbeiten, z. B. beim Kohlenhändler zum Kohlenkarren, beim Fuhrherrn im Stall und zum Wagenputzen; einige intelligentere waren als Schuhmacher beschäftigt. Etwas weniger als die Hälfte waren bei Verwandten, und zwar meist bei den Eltern untergebracht. In der anderen Hälfte, die bei Fremden untergebracht waren, waren sämmtliche Arbeitsfähigen enthalten, sodass nur wenige nicht Arbeitsfähige bei Fremden verpflegt wurden. Es erklärt sich dieses Verhältniss wie folgt. Die bei Fremden befindlichen arbeitsfähigen Idioten hatten sämmtlich keine Verwandten oder keine solchen, die sie aufzunehmen geeignet und in der Lage gewesen wären. Die arbeitsfähigen Idioten, die zur Entlassung kamen, zu Verwandten in Pflege zu geben, lag deshalb keine Veranlassung vor, weil bei vorhandener Arbeitsfähigkeit die Familie den Idioten gern wieder aufnimmt, wenn sein Arbeitsverdienst nur die Kosten seines Unterhaltes deckt. Der Beaufsichtigung machten die männlichen Idioten wenig Schwierigkeiten. Nur einige wenige wurden unbequem; diese aber um so mehr, die dazu neigten, ihre Angehörigen im Affect zu misshandeln. In diesen Fällen war die Inpflegegabe nur auf dringenden Wunsch der Angehörigen vorgenommen worden. Zwei von den idiotischen Pfleglingen waren vor ihrer Aufnahme in die Irrenanstalt wegen Mordes in Untersuchung gewesen, aber wegen während der Verhandlung erkannter Unzurechnungsfähigkeit ausser Verfolgung gesetzt worden.

Von den Epileptikern unter den männlichen Pfleglingen waren drei Viertel ihrer Zahl in arbeitsfähigem Zustand, ein anderes Viertel nicht. Aber nur ein kleiner Theil der Arbeitsfähigen war in seinem Berufe beschäftigt. Es waren dies Schuhmacher, Schneider, Strassenpflasterer und zwar halfen einige ihren Pflegern bei deren Berufsarbeit, einige fanden wenigstens auf kurze Zeit auch ausserhalb ihrer Pflegestelle Arbeit. Die Meisten, auch der arbeitsfähigen Epileptiker, waren nicht im Stande, sich in ihrem Berufe zu beschäftigen, theils weil derselbe zu schwer für sie (so war es z. B. beim Maschinenschlosser, Zimmermann) und beim Versuch denselben wieder aufzunehmen, die Krampfanfälle sich häuften, theils weil ihnen die Beschaffenheit der Krankheit eine Aufnahme gerade der Beschäftigung, welche sie erlernt hatten, (so z. B. dem Barbier) versagte. Diese Pfleglinge, welche ihre Berufsarbeit nicht aufnehmen konnten, leisteten entweder ihren Pflegern grobe Arbeit im Haushalt, Holzzerkleinern, Kohlentragen u. s. w., oder suchten ausserhalb der Pflegestelle einfache Arbeit zu erlangen, was ihnen aber nur im Ausnahmefalle gelang, und wenn ja, konnten sie dieselbe nicht auf die Dauer behaupten. Die Entlassung aus dem Arbeitsverhältniss, sowie Anfälle auftreten, ist das Kreuz dieser Unglücklichen. Ich habe den Eindruck erhalten, als ob gegen keine Categorie der Entlassenen die Arbeitgeber sich ablehnender verhielten, als gerade gegen Epileptiker, auch wenn dieselben betreffs ihrer Intelligenz nur in einer für den Laien nicht ohne Weiteres merkbaren Weise geschwächt waren und ihre Anfälle nur selten und nicht in schwerer Form auftraten, sodass Befürchtungen wegen Zerstörung von Arbeitsmaterial nicht da waren. Der Anblick eines von einem Anfall betroffenen, bewusstlosen, cyanotischen, stöhnend athmenden Menschen scheint, auch wenn Krämpfe der Extremitäten-Muskeln bei dem Anfall fehlen, auf Laien, die solche Kranke selten zu sehen bekommen, einen zu abstossenden Eindruck zu machen. Die epileptischen Pfleglinge, welche ihrem Berufe nachzugehen nicht in der Lage waren, hatten zum Theil den Trieb, sich nach Möglichkeit zu beschäftigen. So verrichteten eine Anzahl bei ihren Ehefrauen untergebrachte Männer die häusliche Arbeit, besorgten die Kinder, die Reinigung der Wohnung, während die Frau auf Arbeit ging. Eine andere Anzahl Kranker konnte sich aber zu keiner Beschäftigung entschliessen; sie verhielten sich unthätig trotz aller Aufmunterung und Anregung nach der Richtung hin. Die nicht arbeitsfähigen Epileptiker waren

dies meist wegen allgemeiner körperlicher Schwäche und Kränklich-
keit, wie solche neben Epilepsie so häufig ist, sei diese von Jugend
auf bestehend oder später erworben, hier z. B. in der Gestalt des
Zusammenvorkommens von Alkoholepilepsie mit Nephritis oder mit
Myocarditis. Die Stufe der Intelligenz unserer epileptischen Pfleglinge war eine recht verschiedene, und waren in der Beziehung die
Epileptiker viel ungleichartiger als die Idioten. Jedoch war gerade
bei den Epileptikern die Intelligenz meist recht gut erhalten. Im besonderen waren verblödete Epileptiker nicht unter den Pfleglingen. Die
Epileptiker waren wohl die höchststehenden unter den Pfleglingen.
Ein grosser Theil hätte, wenn nicht immer wieder auftretende
Krämpfe es hinderten, in eigene Fürsorge übergehen können. Die
meisten hatten dies schon vergeblich versucht. Die Anfälle waren
fast bei allen seltene; nur einige bei ihren Eltern auf deren Betreiben untergebrachte jugendliche Epileptiker waren häufigeren Anfällen
ausgesetzt. Die an häufigen Anfällen leidenden Epileptiker, welche
Angehörige nicht übernahmen, mussten in der Anstalt behalten
werden. Die Pfleger lehnten es fast ausnahmslos ab, solche Kranke
in Pflege zu nehmen. Mit den Anfällen in Zusammenhang stehende
stärkere psychische Beeinträchtigungen, Verwirrungs- und Erregungs-
zustände, wie solche bei manchen Epileptikern ebenfalls anfallsweise
auftreten, kamen bei den Pfleglingen nur ausnahmsweise vor, da
Kranke mit Neigung zu diesen Zuständen in der Regel nicht in
Pflege gegeben wurden. Wo sie doch auftraten, wurden solche
Verwirrungs-Anfälle Ursache der Wiederaufnahme. Die Epileptiker
machten wegen viel häufiger nöthig werdender Wiederaufnahmen,
wenn diese auch oft nur auf kurze Zeit erfolgte, und der diesen
voraufgehenden Vorgänge bedeutend mehr Arbeit als die Idioten. Der
grössere Theil der Epileptiker war bei Fremden untergebracht, der
kleinere bei Verwandten; und zwar waren jüngere Epileptiker meist
bei den Eltern; ältere waren eine Anzahl zu ihren Ehefrauen in
Pflege gegeben.

Die in Pflege gegebenen Paralytiker waren sämmtlich Ehemänner, die bei ihren Ehefrauen sich befanden; meist auf deren
Wunsch und Anregung hin. Der Zustand dieser Paralytiker war ein
recht verschiedener; es waren einige schon recht blöde dabei, andere
waren noch in einem besseren Zustande. Die meisten waren unbeschäftigt; einige versuchten sich in der Hauswirthschaft ein wenig
nützlich zu machen; einer vermochte sich im Geschäft seines Bruders

regelmässig zu beschäftigen. Die Zeiten, welche diese Paralytiker in der Pflege zubrachten, waren Monate bis Jahre. Es giebt ja eine ganze Anzahl Paralytiker, welche während ihrer ganzen Krankheit nie durch irgend eine aggressive Handlung zu Störung Anlass geben und nie in eine Anstalt gelangen; dieselben bleiben, immer mehr verblödend, in ihren Familien und sterben dort. Eine andere Anzahl giebt einmal während des Verlaufs der Krankheit durch eine gefährliche oder störende Handlung oder durch einen längeren oder kürzeren Erregungszustand Veranlassung, ihn in eine Anstalt zu bringen, verhält sich aber dort andauernd ruhig. Dass ein Kranker an Paralyse leidet, also jeder Zeit eine gefährliche Handlung begehen kann, darf als hinreichender Grund, den Angehörigen die Uebergabe des Kranken, wenn sie dieselbe wünschen, zu verweigern, nicht angesehen werden.

Die senilen Männer waren zu ihren Frauen oder in die Familien ihrer verheiratheten Kinder in Pflege gegeben. Sie waren alle unbeschäftigt, meist an die Wohnung gefesselt oder nur in Begleitung dieselbe verlassend. Die Stufe der geistigen Beeinträchtigung durch ihre Erkrankung war verschieden; blosse geistige Schwäche mit stets ruhigem und geordnetem Verhalten kam vor, ebenso wie Fälle mit zeitweiser geringer Erregung oder solche mit Unreinlichkeit. Es hinderte letzteres nicht die Fortsetzung der Verpflegung in der Familie selbst bis zum Tode, wenn die pflegenden Verwandten ein grosses Maass Sorgfalt aufwendeten.

Der grösste Theil der an einfacher Seelenstörung leidenden männlichen Pfleglinge sind Alkoholisten. Es waren dies Männer der mittleren und höheren Altersklassen; nur wenige davon körperlich schwächlich und deshalb in der grossen Mehrzahl arbeitsfähig. Es gelang aber in Folge der Art ihrer Erkrankung den wenigsten eine dauernde Beschäftigung zu finden. Einige Handwerker waren bei früheren Arbeitgebern in Pflege (so z. B. Weber, Tischler). Einige unterstützten ihre Frauen bei ihrer Erwerbsarbeit (so z. B. bei Schneiderarbeit zur Anfertigung von Massenartikeln, bei Zeitungsaustragen). Mehreren gelang es, in ihrem Beruf als Schreiber dauernde Beschäftigung zu finden. Einige tagelöhnerten zuweilen in grober Arbeit. Zeitweise, wenn auch nur vorübergehend, mit Arbeit beschäftigt waren wohl die meisten; jedoch war die Hälfte von diesen, obgleich in arbeitsfähigem Zustand, doch die längste Zeit müssig. Die Unfähigkeit, in ein dauerndes Arbeitsverhältniss zu treten, erhielt sie in hülfsbedürftigem Zustand und die krankhaften Aufregungs-

zustände, welche in Folge des immer wieder gesuchten Alkoholgenusses eintraten, liessen immer wieder die Nothwendigkeit, sie in
der Irrenpflege zu belassen, hervortreten. Dem Alkoholgenusse ent-
sagten die meisten nicht ganz. Nur Wenige, und das waren gerade
diejenigen, deren Gehirn am schwersten durch den Alkohol geschädigt
war, bei denen eine gewisse Blödigkeit eingetreten, enthielten sich
des Alkohols gänzlich. Von diesen Letzteren konnten einige aus der
Irrenpflege entlassen und an die Armen-Direction abgegeben werden.
Die Uebrigen hielten sich verschiedene Zeit: Wochen — Monate —
Jahre in der Familienpflege, bis schliesslich wohl ausnahmslos einmal Wiederaufnahme, wenn auch vielleicht vorübergehend, nothwendig
wurde. Eine Anzahl der Alkoholisten wechselten ziemlich regelmässig
ab zwischen Anstaltsaufenthalt und Aufenthalt in der Familienpflege
in der Dauer von je einigen Monaten. Es war dies jene bekannte
Klasse der Alkoholisten, welche in der Anstalt geradezu musterhaft
sich führen, fleissig arbeiten, in hohem Grade anstellig zu Allem gut
verwendbar sind, ausserhalb der Anstalt aber sich als gänzlich wider-
standslos erweisen, sehr bald oder gar vom Entlassungstage ab
wieder trinken und nach einigen Monaten bereits in einem Zustande
sich befinden, der ihre Aufnahme in die Anstalt wieder nöthig macht.
Es liegt kein Grund vor, diesen Leuten die ·Verpflegung in der
Familienpflege, um die alle diese Trinker, nachdem sie sich in der
Anstalt etwas erholt haben, so dringend bitten, deshalb vorzuenthalten,
weil man mit Sicherheit voraussieht, dass sie in einigen Monaten der
Anstaltspflege wieder zufallen. Es können ja auch in dieser Richtung
auf Alkoholisten keine anderen Grundsätze angewendet werden, wie
auf die anderen Geisteskranken. Nur Diejenigen, welche erfahrungsgemäss in ihren Intoxicationszuständen gewaltthätig wurden, wurden
ungern bald wieder in die Pflege entlassen; doch war auch eine Anzahl recht gefährlicher Potatoren von der Familienpflege nicht ausgeschlossen, wenn deren Angehörige besonders dringend waren, den
Austritt des Kranken aus der Anstalt zu betreiben. Es könnte
überraschen, dass es so wenigen Alkoholisten gelang, die Familienpflege als Brücke zum Uebergang in eigene Fürsorge zu benutzen;
es muss hierbei die Vorgeschichte der von Dalldorf aus zur Entlassung gelangenden Alkoholisten in Betracht gezogen werden.
Während alle Geisteskranken, deren Zustand einen längeren Anstaltsaufenthalt voraussehen lässt, schon bei ihrer erstmaligen Aufnahme
in die Charité nach einigen Tagen nach Dalldorf überwiesen werden,

gelangen die in die Charité zur Aufnahme kommenden Alkoholisten von dort zur Entlassung, auch wenn sich ihre Aufnahme wiederholt nöthig gemacht hat. Erst nach mehrmals wiederholter Aufnahme und Entlassung aus der Charité gelangen die Alkoholisten nach Dalldorf. Ein grosser Theil der Alkoholisten hat einen fünf- bis sechsmaligen Charitéaufenthalt wegen Delirium hinter sich und sind die Aussichten derselben auf Restitution so minimale, dass der ein- bis zweijährige ununterbrochene Anstaltsaufenthalt, den man den meisten der erstmalig in Dalldorf aufgenommenen Alkoholisten in therapeutischer Absicht angedeihen lässt, nicht mehr im Stande ist, etwas Wesentliches von dauerndem Erfolg zu leisten. Diese Alkoholisten waren eben schon zur Zeit ihrer Aufnahme in Dalldorf blosse Ruinen. Untergebracht waren die Alkoholisten zur Hälfte in Pflege bei Angehörigen, zur Hälfte bei Fremden. Die Ersteren waren fast alle bei ihren Ehefrauen, nur ausnahmsweise bei anderen Angehörigen untergebracht. Die bei Fremden Untergebrachten entbehrten meist Angehöriger, welche im Stande gewesen wären, sie aufzunehmen. Doch musste bei einigen die Inpflegegabe zu den Angehörigen unterbleiben, weil diese aus Furcht vor brutalem Verhalten oder aus Abneigung sich gegen die Aufnahme sträubten. Die bekannten, so häufig von Alkoholisten gegen ihre Ehefrauen gehegten Eifersuchts-Ideen hinderten nur bei einigen, sie zu derselben zu geben. Es war dann meistens die Frau eine unvernünftige Person; die meisten Frauen wussten sich mit der krankhaften Idee des Mannes abzufinden. Einige der Trinker machten dem aufsichtführenden Arzt zu schaffen wegen ihrer Neigung zur Unstätheit; es misslangen auch einzelne Inpflegegaben von Alkoholisten in Folge eintretender Vagabondage der in Pflege Gegebenen. Einige Alkoholisten mit häufigen gefährlichen Aufregungszuständen und Neigung zu Gewaltthätigkeiten machten zuweilen beträchtliche Schwierigkeiten und gaben Veranlassung zu häufigen Besuchen in ihren Pflegestellen; dies schützte aber durchaus nicht vor Ueberraschungen.

Die übrigen an chronischen Zuständen der einfachen Seelenstörung leidenden männlichen Pfleglinge boten ein recht gemischtes Bild. Es waren theils secundäre Schwächezustände nach acuter Geistesstörung, theils ab origine psychisch minderwerthige Menschen, von der Klasse, die nach dem herrschenden Gebrauch Idioten nicht genannt werden. Solche Menschen gelangen ja vielfach in die Anstalten bei Gelegenheit irgend eines Vorkommnisses, das ihr psychopathologisches Wesen stärker hervortreten lässt; solche Vorkommnisse geben ab: Selbstmordversuch, Conflicte mit dem Strafgesetz, Uebertretungen von Polizeiverordnungen; sie machen sich durch auffallend stark dabei hervortretenden Affect oder durch ihre Einsichtslosigkeit auffällig. Unter den secundären Schwächezuständen waren keine eigentlich Verblödeten. Geisteskranke mit deutlichen Hallucinationen waren nur einige wenige darunter; es wurden nur unter ganz besonderen Umständen solche Geisteskranke in Pflege gegeben. Besonderem Drängen von Seiten der Angehörigen auf Entlassung solcher Kranker wurde einige Male, wo die häuslichen Verhältnisse besonders günstige waren und es gestatteten, nachgegeben, indem man die Kranken nicht entliess, sondern in Pflege gab. Ausgesprochene Paranoiker waren nur wenige in Pflege. So wenig die meisten Paranoiker sich für die Pflege eignen, waren sie doch nicht grundsätzlich ausgeschlossen. So war z. B. ein »Erfinder« in Pflege und wurde nicht störend, der in Folge von Betrügereien zur Aufnahme in die Irrenanstalt gelangt war, die er ausgeführt hatte, um sich die Mittel zur Ausführung seiner paranoischen Pläne, seiner Erfindungen zu verschaffen. Es war ferner möglich, einen recht lebhaften Paranoiker mit fixirten Wahn - Ideen (»dass er Gott sei u. s. w.«) in seiner Familie zu halten, dessen sich die Ehefrau in bemerkenswerther Weise annahm; derselbe war zeitweise recht unruhig und betete zeitweise den ganzen Tag. Diese und ähnliche andere Fälle waren Grenzfälle, welche darthun, welche Ausdehnung man der Familienpflege geben kann, wenn man zu einer ausgedehnten Entwickelung derselben entschlossen ist. Am ehesten eigneten sich von Paranoikern noch Querulanten zur Inpflegegabe. Einige solche, welche zur Durchfechtung vermeintlicher Ansprüche an Staat und Stadt alle Behörden belästigt hatten und deshalb sehr störend geworden waren, hatten bei Entlassung zwar ihr altes Treiben stets wieder aufgenommen, verhielten sich aber in Pflege gänzlich ruhig. Sie waren durch Gewährung des Pflegegeldes vor der Noth geschützt, in welcher sie vor der Aufnahme in die Irrenanstalt sich befunden hatten. Durch die Beseitigung der materiellen Noth ist für eine Anzahl solcher Querulanten die Hauptveranlassung beseitigt, die sie dazu treibt, ihre Beeinträchtigungs-Ideen in Thaten umzusetzen, ohne dass mit dem Inhalte ihrer Wahn-Ideen eine Veränderung vor sich gegangen wäre. Die dieser besprochenen letzten Gruppe der männlichen Pfleglinge Angehörenden waren theils bei Verwandten

theils bei Fremden untergebracht; die Kranken mit schwereren
Formen von Beeinträchtigung der Seelenthätigkeit nur bei Angehörigen. Für solche trug die Inpflegegabe häufig zunächst nur den
Charakter einer Beurlaubung auf kurze Zeit, bis man wider Erwarten
sah, dass der als nur ganz vorübergehend und nur versuchsweise
angenommene Aufenthalt ausserhalb der Anstalt sich in einen
dauernderen verwandelte. Einige dieser Pfleglinge machten allerdings
der ärztlichen Beaufsichtigung Mühe und öfter auch Sorge. Einige
Male stiess bei Verschlechterung des Befindens das Dringen auf Zurückführung in die Anstalt von Seiten des Arztes bei den Angehörigen
auch dann nicht auf Entgegenkommen, als zu Befürchtungen betreffs der Sicherheit der Umgebung des Kranken ernster Anlass vorhanden war. Einigen von den Kranken dieser Gruppe, welche zu
den psychischen Minderwerthigkeiten zu rechnen waren, gelang es,
aus der Familienpflege in eigene Fürsorge überzugehen mit Aussicht,
dauernd in eigener Fürsorge sich halten zu können.

Das Krankenmaterial der vorstehend geschilderten Gruppen
männlicher Pfleglinge ist nichts weniger als übereinstimmend mit
dem der analogen Gruppen der weiblichen Pfleglinge. Im Gegentheil ist der Unterschied ein recht beträchtlicher, welcher vorhanden
ist zwischen dem Zustand der einen Gruppe weiblicher Pfleglinge
und dem Zustande der entsprechenden Gruppe männlicher Pfleglinge.
Es liegen dem mehrerlei Ursachen zu Grunde. Zunächst ist hierbei
sehr in Betracht zu ziehen, dass die Pfleglinge nur zu einem Theil,
weil für die Inpflegegabe geeignet, ausgewählt wurden, dass die Inpflegegabe immer abhängig blieb von den äusseren Möglichkeiten,
also unter Anderem besonders von der grösseren oder kleineren Anhänglichkeit der Angehörigen an ihre geisteskranken Verwandten,
ferner von der Nachfrage Fremder nach zu übernehmenden Geisteskranken von gewissen Eigenschaften. Diese Einflüsse machten sich
für die beiden Geschlechter in sehr verschiedener Weise geltend. Es
ist in Betracht zu ziehen die ganz verschiedene Brauchbarkeit männlicher und weiblicher Schwachsinniger zu gewissen häuslichen Arbeiten und Verrichtungen bis herab zu der, die kleinen Kinder spielend
zu unterhalten. Eine weibliche Geisteskranke bleibt brauchbar in
der Hauswirthschaft für grobe Arbeiten und Besorgung kleiner
Kinder und leistet dies zur Zufriedenheit auf einer so niedrigen
Stufe der Intelligenz, auf welcher einen Mann zu einer nutzbringen-
den Thätigkeit zu verwenden, seine Schwierigkeiten hat. Dies lässt

die Anwesenheit einer geisteskranken Tochter, Schwester, Mutter in der Familie da als einen Vortheil erscheinen, wo die Anwesenheit eines geisteskranken Sohnes, Bruders, Vaters unter sonst gleichen Bedingungen als eine schwere Last empfunden wird. Anders ist es wieder, wo zwischen dem Geisteskranken und seinem als Pfleger in Betracht kommenden Angehörigen das Verhältniss von Eheleuten vorhanden ist. Hier sind die männlichen Geisteskranken in Bezug auf Inpflegegabe im Vortheil. Eine zu ihrem Ehemann in Pflege zu gebende Kranke ist eine Seltenheit. Der Gegensatz der grossen Zahl der bei ihren Frauen in Pflege befindlichen Männer ist hierzu recht auffällig. Der Zug der Frauen, ihre in der Anstalt befindlichen Männer aus derselben zu sich zu nehmen, ist ein sehr starker, und wissen diese Frauen es auch unter erschwerenden Umständen zu Stande zu bringen, ihren Mann ausserhalb der Anstalt zu halten. Es hat diese Verschiedenheit nicht etwa bloss ihren Grund in einer auf der einen Seite vorhandenen grösseren Anhänglichkeit, es ist hier Mehreres mitspielend. Das Leben der Familie beruht in höherem Maasse auf der Frau als auf dem Manne. Das Familienleben bleibt erhalten, wenn auch der Mann geisteskrank ist; nicht, wenn es die Frau ist. Schärfer noch als sonst tritt dies hervor bei den Klassen der Bevölkerung, die das Hauptcontingent zu den öffentlichen Anstalten stellen. Während ein Zustand seelischer Beeinträchtigung von einem gewissen Grade, der bei einem Manne vorhanden ist, dessen Zurückführung in die eigene Familie erlaubt, macht derselbe Zustand von dem gleichen Grade der Beeinträchtigung bei einer Frau ihre Zurückführung in ihre eigene Familie wenn nicht unmöglich, so doch so wenig wünschenswerth, dass der Mann darauf verzichtet.

Wir wollen, wie vorher die männlichen, nun die weiblichen Pfleglinge in Gruppen nach der Art ihrer Seelenstörung gesondert durchgehen. Die weiblichen idiotischen Pfleglinge waren im Alter bis zu 30 Jahren; alle unverheirathet; zur Hälfte bei Fremden in Pflege gegeben. Die Stufe der Intelligenz, der sie angehörten, war eine verschiedene. Die Meisten waren im Stande, sich zu beschäftigen, und betheiligten sich meist an der häuslichen Arbeit. Einige nähten etwas; eine war, wenn auch nur vorübergehend, in einer Cartonnagenfabrik beschäftigt. Eine Anzahl war unbeschäftigt; einige Wenige waren sogar so tief stehend, dass sie besonderer Abwartung und Pflege bedurften: sie mussten von ihren Pflegern angekleidet und gewaschen werden und vermochten sich das Haar nicht selbst zu machen; doch waren dauernd Unreine nicht dabei. Der Beaufsichtigung machten sie keine Schwierigkeiten; doch wurden die Meisten durch ihre Neigung zu Affecten unangenehm, die bei einigen vorkommenden Fällen in einen dauernden Erregungszustand überging, sodass Wiederaufnahme nothwendig wurde. Auch war der Wechsel der Pflegestellen bei ihnen nicht selten, viel häufiger als bei den männlichen Idioten.

Zu den weiblichen Pfleglingen, welche an Epilepsie oder Hysterie litten, gehörten die unangenehmsten Pfleglinge, deren Behandlung die höchsten Ansprüche an die Geduld der Pfleger stellten. Die Neigung, die Pflegestelle zu wechseln, war sehr gross, und öfter wurde die Pflegestelle eigenmächtig verlassen. Sie waren, obgleich eine viel grössere Anzahl Angehörige besassen, die in der Lage gewesen wären, sie zu übernehmen, doch nur zum noch nicht vierten Theil bei Angehörigen untergebracht; da in der Regel die Geduld der Angehörigen schon vor der Aufnahme dieser Geisteskranken in die Anstalt erschöpft ist und die näheren Angehörigen sich nicht bewegen liessen, wieder einen Versuch zu machen. Oefter widerstrebte dem der Kranke auch selbst; zuweilen liessen sich entferntere Verwandte leichter bestimmen, den Pflegling aufzunehmen, als die näheren Angehörigen, und es gelang denselben auch meistens besser als den Eltern oder Geschwistern, mit den Kranken auszukommen. Diese Kranken waren meistens jünger, wenige mittleren Alters, sehr selten verheirathet und noch seltener vom Ehemann aufgenommen. Die Fähigkeit zu weiblichen Arbeiten war bei den Meisten vorhanden, die Arbeitsleistung bei Allen sehr wechselnd, nicht aushaltend, zeitweise überraschend, dann wieder aufhörend.

Weibliche Paralytische waren nur wenige bei Fremden und bei Angehörigen in Pflege.

Die grössere Zahl seniler Frauen, fast alle verheirathet, waren bei ihren Angehörigen oder nur wenn die Inpflegegabe zu solchen ganz unthunlich war, bei Fremden in Pflege. Namentlich die bei Angehörigen wurden mit grosser Liebe und Geduld verpflegt, obgleich sich einige sehr schwer Kranke darunter befanden, die ausserhalb der Anstalt zu verpflegen, an der Grenze der Möglichkeit stand. Sie machten durch Unreinlichkeit und Erregungszustände manchmal recht beträchtliche Last.

Die nicht grosse Zahl alkoholistischer Frauen, mittleren und höheren Alters, bestand aus lauter schweren Kranken, welche noch mehr wie die männlichen Alkoholisten bei ihrer Verpflegung ausserhalb der Anstalt Schwierigkeiten machten. Ihre Unstätheit, ihre Neigung zur Vagabondage machte es schwer, sie in Pflege zu halten. Der von ihnen mit Vorliebe angestrebte Pflegestellenwechsel war bei dem Tiefstand ihrer Sittlichkeit wegen der Schwierigkeit der Beschaffung geeigneter Pflegestellen mit doppelter Unbequemlichkeit verbunden. Doch gelang es gerade einer grösseren Anzahl weiblicher Trinker, aus der Irrenpflege durch die Brücke der Familienpflege in dauernde eigene Fürsorge überzugehen. Es waren dies Frauen, die nur durch die äusseren Umstände dazu gekommen waren, in Folge eines übermässigen Genusses alkoholischer Getränke geistig zu erkranken. Unter Anderen waren es mehrere ehemaliger Gattinnen von Wirthen sogenannter »Animir - Kneipen«, welche so zu sagen Opfer ihres Berufes geworden waren. Dass es den alkoholistischen Frauen in grösserem Procentsatz als den Männern gelang, sich mit einer geringen Einbusse an Intelligenz von der Krankheit wieder zu erholen, lag daran, dass die Frauen, die an Alkoholismus erkranken, in einem früheren Stadium als die Männer in dauernde Anstaltsbehandlung gelangen.

Die an den übrigen chronischen Formen einfacher Seelenstörung leidenden weiblichen Pfleglinge bilden die zahlreichste der nach der Form ihrer Seelenstörung eingetheilten Gruppen der Pfleglinge. Es waren Weiber in allen Altersklassen, ledige und verheirathete, zu einem Viertel bei Angehörigen, aber kaum eine beim Ehemann, die übrigen bei Fremden untergebracht. Der geistige Zustand der Kranken dieser Gruppe war ein recht verschiedener; es war eine ganze Anzahl ausgesprochener Paranoiker dabei, welche sich ohne Schwierigkeit in den Familien halten liessen. Es bedingt dies einen grossen Unterschied von der entsprechenden Gruppe männlicher Kranker. Trotz ausgesprochener Beeinträchtigungs- und Verfolgungs-Ideen gab ihr Verhalten zu Störung keinen Anlass. Das Leben der Frau concentrirt sich ja so sehr in der Häuslichkeit, dass auch für eine grosse Gruppe paranoischer Frauen die krankhaften Ideen nicht Ursache genug sind, um sie zu veranlassen, die Schwelle ihrer Häuslichkeit in Verfolg krankhafter Ideen zu überschreiten. Eine Anzahl jugendlicher, erregter Personen machte mehr Schwierigkeiten, als jene mehr dem mittleren Lebensalter angehörigen Paranoiker. Arbeitsfähigkeit und Arbeitsleistung waren natürlich sehr verschieden. Bei einer Anzahl neurasthenischer Individuen jugendlichen Alters war die Unfähigkeit, sich nutzbringend zu beschäftigen, das hervorstechende Moment ihrer Erkrankung; diesen that der Aufenthalt in der Familienpflege ganz besonders wohl. Einer Anzahl Patientinnen dieser Gruppen war der Uebergang aus der Pflege in eigene Fürsorge möglich; in ganz bemerkenswerther Weise war dies der Fall bei einigen Jüngeren, welche sich seit frühester Jugend bis zu ihrer Aufnahme in die Irrenanstalt in verwahrlosten Verhältnissen befunden hatten.

Zahlenmässig vertheilen sich die nach Geschlecht und Form der Seelenstörung gebildeten Gruppen, wie die folgende Tabelle zeigt. Die Zahlen geben an, wieviel Personen sich in jedem der beiden Rechnungsjahre in Familienpflege befunden haben. Die Zahlen setzen sich zusammen aus dem Bestand am Anfang des Jahres und dem Zugang während des Jahres.

	1890/91			1891/92		
	Männliche	Weibliche	Pfleglinge	Männliche	Weibliche	Pfleglinge
Imbecillität und Idiotie	12	16	28	27	37	64
Epilepsie od. Hysterie { ohne Alkoholismus / mit Alkoholismus }	21	25	46	27 / 15 } 42	39 / 1 } 40	82
Progressive Paralyse	5	4	9	12	5	17
Senile Seelenstörung	5	9	14	7	15	22
Einfache Seelenstörung bei Alkoholismus	32	5	37	47	6	53
Andere chronische Zustände von Seelenstörung	18	57	75	34	67	101
Summe	93	116	209	169	170	339

Die in vorstehender Tabelle enthaltenen Zahlen der einzelnen Krankheitsformen lassen, weil sie keine Bestandeszahlen sind, keinen ganz zutreffenden Vergleich zu mit den entsprechenden Zahlen der im Bestande der Anstalt vorhandenen Krankheitsformen. Wir wollen deshalb, um einen Vergleich vornehmen zu können, zwischen den Procentsätzen der einzelnen Krankheitsformen der in Pflege befindlichen Geisteskranken mit denen der in Anstaltspflege Befindlichen, behufs Vergleichung vollständig commensurabler Grössen, in der folgenden Tabelle die Zahlen der einzelnen Krankheitsformen des am

31. März 1892 vorhandenen Bestandes an Pfleglingen vergleichen mit den entsprechenden Zahlen des gesammten Bestandes von an demselben Tage in Anstaltspflege befindlichen Geisteskranken der Berliner Städtischen Irrenpflege:

Am 31. März 1892.	Männer				Weiber				Personen			
	In Anstalts-pflege		In Familien-pflege		In Anstalts-pflege		In Familien-pflege		In Anstalts-pflege		In Familien-pflege	
	An-zahl	Pro-cent	An-zahl	Pro-cent	An-zahl	Pro-cent	An-zahl	Pro-cent	An-zahl	Pro-cent	An-zahl	Pro-cent
Imbecillität und Idiotie .	195	13,1	16	16,7	114	7,9	16	18,4	309	10,5	32	17,5
Epilepsie oder Hysterie .	309	20,7	23	23,9	211	14,5	25	26,4	520	17,7	48	26,2
Progressive Paralyse . .	228	15,3	14	14,6	131	9,1	5	5,7	359	12,2	19	10,4
Senile Seelenstörung . .	46	3,1	3	3,1	81	5,6	3	3,5	127	4,3	6	3,3
Andere chronische Zustände	714	47,8	40	41,7	911	62,9	38	46,0	1625	55,3	78	42,6
Summe	1492	100	96	100	1448	100	87	100	2940	100	183	100

Aus der Vergleichung, welche Procentsätze der einzelnen Krankheitsformen im Gesammtbestande sich in Familienpflege und welche in Anstaltspflege sich befunden haben, scheint sich eine annähernde Uebereinstimmung zu ergeben. Die Procente der Idioten und die der Epileptiker in Familienpflege sind etwas grösser als der entsprechenden Gruppen in Anstaltspflege; das Minus vertheilt sich gleichmässig auf die übrigen Gruppen. Etwas beträchtlichere Unterschiede zeigen sich, wenn man Männer und Weiber gesondert betrachtet. Es zeigt sich da, dass die Zahl der in Familienpflege befindlichen weiblichen Idioten und Epileptiker eine relativ viel grössere ist, als den recht niedrigen Procentsätzen der Weiber dieser Krankheitsformen in Anstaltspflege entspricht. Es ist dies nur eine Folge der bereits hervorgehobenen grösseren Brauchbarkeit gewisser schwachsinniger weiblicher Individuen in der häuslichen Arbeit. Auf die Thatsache, dass die Procentsätze der in Familienpflege befindlichen Männer die gleichen sind wie die Procentsätze der in Anstaltspflege Befindlichen, sei hier nur hingewiesen gegenüber der behaupteten Ungeeignetheit Paralytischer zur Familienpflege.

Vom Bestand der am 31. März 1892, also am Schluss des Rechnungsjahres 1891/92 in der Städtischen Irrenpflege befindlichen

Geisteskranken waren 314 Personen, und zwar 274 Männer und 40 Frauen, Trinker; das sind 10,1 % im Ganzen, 17,3 % der Männer, 2,6 % der Frauen. Vergleichen wir diese Zahlen mit denen, welche sich für Trinker ergeben aus den Gesammtzahlen der Geisteskranken, welche während des Rechnungsjahres 1891/92 die Familienpflege passirt haben. Dies waren 62 männliche Trinker unter 169 männlichen Pfleglingen, also 36,7 %; 7 weibliche Trinker unter 170 weiblichen Pfleglingen also 4 %; zusammen 69 Trinker unter 339 Pfleglingen, also 19,5 %. Die Thatsache, dass über ein Drittel der männlichen Pfleglinge Trinker waren, stimmt gut mit der Erfahrung, dass für diese Kranken die familiale Verpflegung als vorzugsweise geeignet sich erwies.

Es sind noch einige weitere, die Qualität der Pfleglinge betreffende Verhältnisse der Pfleglinge im Zusammenhang zu besprechen: die Gemeingefährlichkeit derselben und die Beeinträchtigung der öffentlichen Ruhe und Sicherheit durch dieselben. Ein grosser Theil der in der Berliner Irrenpflege Verpflegten, namentlich der durch Vermittelung der Polizei Eingelieferten, gelangt zur Aufnahme mit der Bezeichnung der »Gemeingefährlichkeit«. Der Gebrauch dieses Ausdrucks bei dieser Gelegenheit ist nicht allein unnöthig, weil jeder Geisteskranke auch als gemeingefährlich angesehen werden kann, sondern auch höchst unzweckmässig, weil er nur dazu dient, eine Erschwerung der späteren Entlassung der unter dieser Bezeichnung Eingelieferten hervorzurufen, nicht aber, eine Einlieferung etwa nicht gemeingefährlicher Geisteskranker zu verhindern. Jenen Ausdruck anzuwenden sollte durchaus und stets vermieden werden, weil seine Anwendung dem Kranken sein späteres Dasein ganz unnöthig erschwert, neue Schwierigkeiten da schafft, wo Schwierigkeiten schon genug vorhanden sind. Die Bezeichnung als gemeingefährlich, welche nur auf ganz wenige Kranke und auch da meist nur während bald vorübergehender Zustände im eigentlichen Sinne angewendet werden kann, ist geeignet, dem Kranken für sein ganzes Leben einen untilgbaren Charakter aufzudrücken. Sie ist überflüssig und namentlich dann, wo sie, wie meist, im uneigentlichen Sinne angewandt wird, entbehrlich und ersetzbar durch einen allgemeineren, die Anstaltspflegebedürftigkeit bezeichnenden Ausdruck. Es war besonderes Bestreben der Anstaltsleitung, den Schwierigkeiten, welche durch jene, bei Einlieferung der Kranken gebrauchte Bezeichnung für die Entlassung derselben hervorgerufen werden, zu begegnen.

Gemeingefährliche Handlungen, welche die Geisteskranken vor ihrer Aufnahme in die Anstalt begangen, und die zum Anlass ihrer Einlieferung geworden waren, mögen sie gewesen sein, welcher Art sie wollen, sind nie für ein Hinderniss des Austritts aus der Anstalt in Pflege angeseheh worden. Im Polizei-Präsidium fand die Anstalt in dieser Beziehung durchaus Entgegenkommen und sind gegen die Inpflegegabe von Kranken, deren Austritt aus der Anstalt, weil als gemeingefährlich eingeliefert, an vorherige Benachrichtigung des Polizei-Präsidiums gebunden war, Bedenken, welche die Inpflegegabe an und für sich zum Gegenstand hatten, kaum je erhoben worden; häufiger waren ja Bedenken gegen die Pflegestelle. Diese humane Auffassung erleichterte den Austritt der Geisteskranken aus der Anstalt in hohem Grade. Es wurden eine grössere Anzahl, welche recht gefährliche Handlungen begangen hatten, z. B. Mord, schwere Körperverletzung, Brandstiftung, grössere Betrügereien, in Pflege gegeben. Auch einige Individuen, die früher bis zu ihrem Eintritt ins Gefängniss, aus dem sie in die Irrenanstalt gelangten, zu den berüchtigsten der gewohnheitsmässigen Diebe und Einbrecher Berlins gehört hatten, befanden sich in Pflege und hielten sich tadellos. Die Voraussetzung, dass diese letzteren, meist geringergradig Imbecille, in den günstigen äusseren Umständen, in welchen sie sich in der Familienpflege befanden, der Veranlassung ermangeln würden, fremdes Eigenthum zu bedrohen, bestätigte sich vollkommen. Die wohlwollende Haltung, welche das Polizei-Präsidium der Familienpflege gegenüber zeigte, wurde durch die Erfahrung gerechtfertigt. Es sind trotz der so ausserordentlich zahlreichen Vorbestrafungen der Pfleglinge und trotzdem so häufig ein Conflict mit dem Strafgesetz oder eine Uebertretung Veranlassung ihrer Aufnahme in die Anstalt gewesen war, ganz ausserordentlich selten strafgesetzwidrige Handlungen von Seiten der Pfleglinge zu verzeichnen gewesen. Während der ganzen drei Jahre 1890/91/92 waren von solchen Vorkommnissen die folgenden zu zählen. Ein bei seinen Eltern untergebrachter idiotischer Bursche von etwa 20 Jahren betheiligte sich mit einigen Altersgenossen an einem Einbruch. Die Gesellen erbrachen einen verschlossenen Schrank, in dem Geld verwahrt war, behufs Entwendung desselben. Der Kranke wurde zusammen mit jenen unter Anklage gestellt, musste aber, bevor es zur Verhandlung kam, wegen seiner Neigung zur Vagabondage zur Anstalt zurückgegeben werden. Vom Gericht wurde er als nach der That in Geistesstörung verfallen erachtet und ausser Verfolgung

gesetzt. Im zweiten Falle wurde ein epileptisches Mädchen von
Hausgenossen zur Theilnahme an einen Felddiebstahl verleitet. Sie
blieb aber wegen der bestehenden Geistesstörung ausser Verfolgung.
In zwei Fällen wurde durch männliche Pfleglinge Betrug ausgeübt.
In dem einen war der Pflegling zur Aushülfe bei einem Kohlenhändler angestellt und benutzte die Gelegenheit der Ablieferung der
Kohlen, um sich widerrechtlichen Vortheil zu verschaffen. Im andern
Falle erhob ein Pflegling Krankengelder bei einer Kasse, der er bei-
getreten war, indem er die Unterschrift des Kassen-Arztes auf
den Krankenscheinen fälschte. Beide Male wurde Anklage nicht
erhoben.

Störungen der öffentlichen Ordnung untergeordneter Art,
am häufigsten Ruhestörungen, kamen häufiger vor; jedoch waren
die meisten ohne Belang. Die Thäter wurden vom Polizei-Revier-
Amt bei ihrer offenkundigen Geistesstörung wieder entlassen, zuweilen
nachdem sie die Nacht auf der Polizei-Wache zugebracht hatten, oder
das Revieramt ersuchte die Irrenanstalt telegraphisch um Abholung,
besonders wenn solche Kranke in einem andern Polizeibezirk als
dem des Wohnortes ihrer Pfleger zur Wache sistirt wurden. Die
Pfleglinge, welche solche Veranlassung gaben, waren meistens Trinker
oder Epileptiker. Gelegentliche Prügeleien und kleine Ruhestörungen
durch die Kranken mögen öfters vorgekommen sein, als zur Kenntniss der Anstalt kam, da Pfleglinge und Pfleger solches gern verheim-
lichten. In einem Falle hat ein bei seiner Ehefrau untergebrachter
Pflegling, ein Alkoholist, seine Zugehörigkeit zur Irrenanstalt verschwiegen, um der Zurücknahme in die Anstalt zu entgehen, und
einen Tag Haft wegen Ruhestörung abgebüsst, was nur durch Zu-
fall zur diesseitigen Kenntniss kam. Durch Geisteskranke verursachte
Störungen, welche auf die Behausung der Pfleger beschränkt blieben,
Zerstörung von Eigenthum kamen öfter vor als die vorerwähnten
Störungen, welche die Oeffentlichkeit in Mitleidenschaft zogen. Doch
betraf die grössere Anzahl dieser Ereignisse Pfleglinge, deren Pfleger,
in diesem Falle meistens Angehörige, gegen ausdrücklich vom aufsichtführenden Arzte geltend gemachte Nothwendigkeit der Rückführung des Kranken in die Anstalt, dieselbe verzögert hatten, in
der Hoffnung, der Kranke werde sich wieder beruhigen.

Von Unglücksfällen, welche die Pfleglinge betrafen, interessiren
in erster Linie die Selbstmorde. Es sind solcher während der
acht Jahre von Anfang der Einrichtung bis Schluss des Jahres 1892

drei vorgekommen. Ein Mann tödtete sich durch Erhängen in einem Zustand von Verstimmung. Ein epileptischer Potator mittleren Alters, mehrfach bestraft, vor der Aufnahme in die Irrenanstalt lange Jahre Vagabund, in der Anstalt seit Jahren ohne Anfälle und vollständig ruhig und geordnet, erschoss sich kurze Zeit nachdem er nach jahrelangem Aufenthalt in der Anstalt in Pflege gegeben worden war, mit einem Revolver, den er sich anscheinend zu dem Zweck gekauft hatte. Eine Veränderung an dem Kranken war vor dem Ereigniss nicht wahrzunehmen. Hallucinationen hatten in der Anstalt vollständig gefehlt, ebenso waren Anfälle von Verstimmung oder Erregung auch nicht andeutungsweise vorhanden gewesen. Irgend eine Veranlassung war nicht nachweisbar. Der dritte Fall von Selbstmord betraf ein idiotisches Mädchen in den zwanziger Jahren, welche sich geordnet benahm und Hausarbeit machte. Dieselbe tödtete sich sehr bald nach der Inpflegegabe durch einen Sprung aus dem Fenster; eine äussere Veranlassung dafür wurde nicht ersichtlich.

Ein weiterer, den Unglücksfällen zuzurechnender Todesfall betraf einen recht stumpfen Mann, der nach einfacher Seelenstörung secundär verblödet war. Er war auf Wunsch der Ehefrau nach Berlin zu dieser in Pflege gegeben worden. Derselbe wurde in einer Haide in der Nähe von Berlin in ganz verwahrlostem Zustande todt aufgefunden, nachdem er einige Tage zu Haus vermisst worden war. Ferner wurde ein auf dem Lande untergebrachter Epileptischer in einem Wassertümpel ertrunken aufgefunden; die Umstände sprachen dafür, dass er im hülflosen Zustande eines Anfalls den Tod gefunden. Ein sehr unangenehmer Unglücksfall, bei welchem aber die Qualität der Pfleglinge als Geisteskranke keine Rolle spielte, kam in einer der besten Pflegestellen vor, in welcher sowohl der Pfleger wie dessen Ehefrau die Pfleglinge stets in ganz besonders anzuerkennender Weise gehalten hatten. Die eine der zwei dort in Pflege befindlichen Mädchen schoss dem anderen mit einem aus Versehen liegen gebliebenen Terzerol, welches sie im Scherz gegen dasselbe erhob, ein Auge aus.

Von weiteren üblen Ereignissen mögen hier noch die vorgekommenen Conceptionen aufgezählt werden. Es kamen deren vier vor während der drei letzten Jahre der Familienpflege. Da die Mehrzahl der weiblichen Pfleglinge im conceptionsfähigen Alter sich befanden, kann diese Zahl als sehr günstig bezeichnet werden. Von den Concipirenden waren drei ledige Idiotinnen in jugendlichem Alter; eine war eine verheiratete epileptische Alkoholistin mit vagabundenhaften Neigungen. Drei der Conceptionen kamen in den mehr ländlichen Verhältnissen der Umgebung der Anstalt vor, eine nur in Berlin. Das Verhalten und Betragen der Concipirenden war ein solches, dass ein Laie dieselben als Geisteskranke nicht hat erkennen können. Bekannt wurde der Schwängerer nur in einem Falle. Dem Pfleger konnte ein Verschulden nicht beigemessen werden.

Vorstehendes sind alle vorgekommenen bedenklichen Ereignisse; ich habe nichts beschönigt und nichts unterdrückt. Ich hielt es für meine Pflicht, gerade nach der Richtung hin ganz offen zu sein. Jeder vorurtheilsfreie Beurtheiler wird zugeben müssen, dass nicht das Vorkommen dieser Ereignisse das bemerkenswerthe ist, sondern dass ihrer nicht mehr und nicht schlimmere vorkamen; jedenfalls waren es weniger, als auch im günstigsten Falle zu erwarten und zu befürchten gewesen waren, mit Rücksicht sowohl auf die grosse Zahl der vielen hunderte in Pflege befindlich gewesenen Geisteskranken, als auch mit Rücksicht auf ihre Beschaffenheit, betreffs welcher nur auf die Thatsache hingewiesen werden soll, dass ein so ausserordentlich hoher Procentsatz der Geisteskranken vorbestraft ist. Von dem Bestand der am 31. März 1892 in der Berliner Irrenpflege verpflegten Kranken: 1588 Männer, 1535 Frauen, zusammen 3123 Personen, hatten vor der Aufnahme ungesetzliche Handlungen begangen: 357 Männer, 69 Frauen, zusammen 426. Es waren also 22,5 % der Männer, 4,5 % der Frauen, insgesammt 13,6 % der Kranken vorbestraft.

Civilrechtliche Ansprüche auf Ersatz von Schaden, der durch Pfleglinge angerichtet worden, sind an die Anstalt nicht herangetreten. Es würden solche abzulehnen gewesen sein, da der Pfleger im Pflegeantrag (siehe Seite 31) sich verpflichtet, für alle Folgen aufzukommen, welche aus der Inpflegegabe etwa entstehen könnten. In einem einzigen Falle hat sich die Anstalt aus freier Entschliessung bereit gefunden, aus Gründen billiger Erwägung eine erbetene kleine Geldzahlung an einen Pfleger zu machen, welchem ein Geisteskranker in einem plötzlichen Anfalle von Verwirrung und Erregung einen beträchtlichen Schaden angerichtet hatte. Es handelte sich um einen arbeitsfähigen alkoholistischen Epileptiker, der in einem ganz unvermittelt auftretenden Tobsuchtsanfall eine ganze Zimmereinrichtung zerstörte.

Es soll noch im Zusammenhang besprochen werden, wie sich

die in Pflege gegebenen Kranken in Bezug auf ihre Arbeitsfähigkeit
verhielten. Zur Beurtheilung derselben ist es nöthig, zu wissen, in
wie weit sich die Pfleglinge ausserhalb der Wohnung ihrer Pfleger
frei bewegen konnten. Die Fähigkeit der Pfleglinge, sich ausserhalb
der Behausung ihrer Pfleger ohne Begleitung und Beaufsichtigung
auf der Strasse frei zu bewegen, war eine ganz verschiedene. Vollständig desorientirte wurden nur ausnahmsweise, kaum anders als zu
Angehörigen in Pflege gegeben, deren Verhältnisse es erlaubten, die
für solche Kranke nothwendige Beaufsichtigung zu üben. Wo sich
dieser Zustand hochgradiger Störung erst im Laufe der Pflege einstellte,
wurde meistens Wiederaufnahme nöthig. Ausserdem an die Stube
gebunden, die sie ohne Begleitung ihrer Pfleger nicht verlassen
konnten, waren neben einigen durch körperliche Gebrechen in ihrer
freien Beweglichkeit Behinderten einige Pfleglinge in Berlin, welche
das Strassengewühl scheuten. Einige konnten wohl über die Strasse
gehen und eine kleine Besorgung, einen Einkauf für den Pfleger
machen, entfernten sich aber nicht über einige Strassen weit von
der Behausung ihres Pflegers. Eine Anzahl Pfleglinge waren im
Stande, ihnen von früher bekannte grössere Gänge durch die Stadt
zu machen, etwa Verwandte zu besuchen; konnten aber von den ihnen
bekannten Strassenzügen nicht abweichen. Eine weitere Anzahl höher-
stehender Kranker bewegte sich vollständig frei in der Stadt, um
spazieren zu gehen oder ihrer Arbeitsgelegenheit nachzugehen; auch
öffentliche Locale suchte eine Anzahl auf.

Die in Familienpflege untergebrachten Geisteskranken waren fast
alle solche, die sich in der Anstalt beschäftigt hatten; doch waren
Kranke, die sich einer Beschäftigung nicht unterzogen, von der Inpflegegabe nicht ausgeschlossen. Mehrere von diesen Letzteren, die
in der Anstalt zu einer Beschäftigung nicht zu bewegen gewesen
waren, griffen in der Pflege eifrig zu einer solchen; so einige Querulanten. Nur Wenige konnten ihre Kräfte in gar keiner Weise
nutzbringend anwenden. Namentlich die zu Fremden in Pflege Gegebenen waren fast alle, wenn auch oft nur in beschränktem Maasse,
arbeitsfähig; während unter den bei ihren Angehörigen Untergebrachten die Zahl der ganz Unbeschäftigten eine grössere war.
Die Arbeitsleistung kam in den meisten Fällen dem Pfleger direct
zu Gute und bildete einen Theil des Vortheils, den der Pfleger aus
der Uebernahme des Kranken zog. So waren die weiblichen Kranken,
die zu Fremden in Pflege gegeben waren, fast Alle im Stande, sich

im Hauswesen nützlich zu machen. Eine Anzahl männlicher Kranker waren im Berufe ihrer Pfleger, Handwerker, als Gehülfen thätig. Ein kleinerer Theil der Pfleglinge verwerthete seine Arbeitskraft nicht zu Gunsten des Pflegers, sondern suchte ausserhalb der Behausung ihrer Pfleger oder innerhalb derselben auf eigene Rechnung etwas zu verdienen. Fabrikarbeit wurde versuchsweise öfter aufgenommen, aber immer nur ganz kurze Zeit ausgehalten. Eine Anzahl weiblicher Pfleglinge nähten Schneiderarbeit für Geschäfte und Private; auch andere Handarbeit, z. B. Frisiren, kam als Beschäftigung vor. Die Männer versuchten theilweise wieder in ihrem früheren Berufe unterzukommen, doch waren die meisten nur als Handarbeiter im Stande, hin und wieder ausserhalb der Behausung ihrer Pfleger sich zu beschäftigen. Die Arbeitsleistung war in der Regel eine minderwerthige, der eines Gesunden nicht gleich zu setzen. Volle und dauernde Arbeitsfähigkeit, wie solche eine Anzahl anstaltspflegebedürftiger Geisteskranker innerhalb der Anstalt besonders im landwirthschaftlichen Betrieb darbieten, kam bei den Pfleglingen nur ausnahmsweise vor. Es waren dies die wenigen Fälle, welche wegen vorhandener Erwerbsfähigkeit nach einiger Zeit in eigene Fürsorge übergehen konnten. Ferner war volle Arbeitsfähigkeit zeitweise häufig vorhanden bei den periodischen Zuständen; aber dann so wenig von Dauer, dass ein Vortheil betreffs Höhe des Pflegegeldes oder etwaiger Entlassung daraus nicht erwuchs. Dass die Bemühungen, in ihren früheren Beruf wieder einzutreten, nur so Wenigen gelang, hat seine Ursache z. Th. in der durch die Krankheit geschaffenen Verminderung der geistigen Werthigkeit; z. Th. aber auch in den so mannichfachen äusseren Hindernissen, auf die hinzuweisen oben mehrfach Gelegenheit genommen worden ist. Diese äusseren Hindernisse machten, dass es auch bei den Geisteskranken, für die man zunächst hätte annehmen können, dass sie Erfolg bei der Aufnahme ihrer früheren Beschäftigung haben würden, es beim Versuche, ihren Beruf wieder aufzunehmen, blieb. Den durch ihre Arbeit erzielten geringen Verdienst benutzten die Pfleglinge zur Aufbesserung ihrer Ernährung und zur Bestreitung kleiner anderer Bedürfnisse oder zur Beschaffung von Genussmitteln, z. B. Bier und Tabak. Die in der Behausung bezw. im Gewerbebetrieb ihrer Pfleger thätigen Kranken erhielten vielfach obige Dinge in natura oder Geld zur Beschaffung derselben als Remuneration von ihren Pflegern. Die Bestrebungen der geisteskranken Pfleglinge, sich lohnende Beschäftigung zu suchen, werden nach Möglichkeit durch Rathertheilung, Geldaufwendung, Verabfolgung von Werkzeugen u. s. w. unterstützt. Der geringe Arbeitsverdienst soll als Ermunterung wirken. Es ist darauf hinzuwirken, dass die Pfleglinge Gelegenheit bekommen, ihre Arbeitskraft in ihrem eigenen Vortheil zu verwerthen und sich etwas zu verdienen, da es sich nur auf diese Weise anbahnen lässt, dass die Pfleglinge aus der Irrenpflege austreten und in eigene Fürsorge übergehen. Es wird auch bei der Auswahl der Pfleger ganz besonders von diesem Gesichtspunkt aus verfahren und Pflegern, die solche Bestrebungen erfolgreich unterstützt haben, der Vorzug gegeben. Pfleger, bei denen, wie es auch vorkam, das gegentheilige Bestreben bemerkt wurde, nämlich, dass sie, um sich die Arbeitskraft des Kranken möglichst lange zu erhalten, denselben in einer gewissen Abhängigkeit erhielten und seinen Bestrebungen, seine Arbeitskraft zu verwerthen, wohl gar Hindernisse in den Weg legten, wurden von der Wiederbesetzung ausgeschlossen. Von diesem Gesichtspunkte aus blieb auch ein Gewerbeschein zum Gewerbebetrieb im Umherziehen männlichen Pfleglingen nicht versagt, deren Schwachsinn als Geistesschwäche im Sinne des § 57a No. 2 der Gewerbe-Ordnung nicht erachtet werden konnte. Es handelte sich in zwei Fällen um Hausirer, von denen der eine mehrere Monate, der andere kürzere Zeit von seiner Befugniss Gebrauch machte; in einem dritten Falle um einen Strassen-Zeitungsverkäufer, der längere Zeit seinem Gewerbe nachgehen konnte.

Die Zugangs- und Abgangsbewegung des Pfleglingsbestandes.

Wenden wir uns nunmehr einer zahlenmässigen Betrachtung der Entwickelung der Familienpflege zu. Es war ein Gebot natürlicher Vorsicht, mit der Entwickelung der Einrichtung der Familienpflege anfänglich nur langsam vorzugehen. Diese Vorsicht spricht sich darin aus, dass in den ersten Jahren der Einrichtung nur wenige Kranke hinausgegeben wurden und in langsamer, aber stets steigender Weise von der Einrichtung Gebrauch gemacht wurde, ohne jede Ueberhastung und mit einer gewissen Stetigkeit der Zunahme. Am 31. März 1886, also am Schlusse des ersten Rechnungsjahres, während dessen die unter der Verwaltung der Anstalt stehende Familienpflege bestand, befanden sich nur zehn Geisteskranke in Pflege. Jedes weitere Jahr brachte eine beträchtliche Zunahme, wie aus folgender Tabelle hervorgeht:

Bestand am 31. März des Jahres	Männer			Weiber			Personen		
	Anzahl		Procent in Familienpflege	Anzahl		Procent in Familienpflege	Anzahl		Procent in Familienpflege
	In der Berliner Irrenpflege	Davon in Familienpflege		In der Berliner Irrenpflege	Davon in Familienpflege		In der Berliner Irrenpflege	Davon in Familienpflege	
1885	957	0	0	952	0	0	1909	0	0
1886	1048	4	0,4	1012	6	0,6	2060	10	0,5
1887	1130	9	0,8	1143	25	2,2	2273	34	1,5
1888	1156	25	2,1	1205	25	2,1	2361	50	2,1
1889	1270	25	2,0	1258	30	2,4	2528	55	2,2
1890	1308	48	3,7	1351	54	4,0	2659	102	3,9
1891	1495	58	3,9	1465	72	4,9	2960	130	4,5
1892	1588	96	6,0	1535	87	5,7	3123	183	5,9
1893	1667	121	7,3	1583	88	5,6	3250	209	6,4

Es fällt in dieser Tabelle auf, dass während Anfangs ebenso die absolute Zahl wie die Procentzahl der in Pflege befindlichen Weiber grösser war als die entsprechende Zahl der männlichen Pfleglinge, später das Verhältniss sich umkehrte. Es hat dies sowohl darin seinen Grund, dass das anfänglich nicht ganz zulängliche Angebot von Pflegestellen für Männer erst im Laufe der Jahre die dem Bedürfnisse genügende Höhe erreichte, als auch darin, dass die grosse Zahl der Alkoholisten unter den männlichen Pfleglingen, für welche das Verbleiben in der Irrenpflege so nothwendig ist, die Zahl der Männer in Folge der Erschwerung des Ueberganges in Fürsorge der Armen-Direction sich etwas höher hielt. Eine noch etwas grössere Stetigkeit in der Zunahme der Benutzung der Familienpflege für die Verpflegung der Geisteskranken ergiebt sich, wenn man, wie in Folgendem geschehen, die täglichen Durchschnittszahlen für je ein vom 1. April bis 31. März des folgenden Kalenderjahres laufendes Rechnungsjahr zusammenstellt.

| | Tägliche Durchschnitts-zahl der Geisteskranken | | Procent in Familien-pflege |
	In der Berliner Irrenpflege	Davon in Familien-pflege	
Im Etatsjahre 1884/85	1868	0	0
» » 1885/86	1979	2	0,1
» » 1886/87	2174	21	1,0
» » 1887/88	2320	37	1,6
» » 1888/89	2501	51	2,0
» » 1889/90	2605	76	2,2
» » 1890/91	2828	114	4,0
» » 1891/92	3063	174	5,7

Der erreichte Procentsatz von sechs in Familienpflege verpflegten Geisteskranken auf das Hundert der in der Berliner Städtischen Irrenpflege befindlichen Geisteskranken erscheint ein hoher. Man könnte auf die Vermuthung kommen, dass in der Familienpflege sich im Laufe der Jahre ein Material von Geisteskranken angehäuft habe, die recht wohl aus der Irrenpflege hätten entlassen werden können. Das ist aber keineswegs der Fall, vielmehr ist ein ständig über eine grosse Reihe von Jahren weg in der Familienpflege verpflegtes Krankenmaterial überhaupt nicht vorhanden. Gerade oben berührten Uebelstand, dessen Eintreten allerdings nahe gerückt ist, wo Familienpflege eingerichtet wird, zu vermeiden, ist von Anfang an das grösste Gewicht gelegt worden; und wurde dem entsprechend Alles, was irgend aus der Irrenpflege ausscheiden konnte, auch aus der Familienpflege entfernt und der Armen-Direction zur weiteren Fürsorge überwiesen. Es ist dauernd Bestreben der Anstalt gewesen, die Familienpflege nicht, wie es so leicht hätte geschehen können, wenn man bezüglich der Entlassungen aus der Familienpflege lässig gewesen wäre, Ursache einer stärkeren Belastung der Irrenpflege mit Kranken, die der Irrenpflege allenfalls entbehren könnten, werden zu lassen. Vielmehr hat die Familienpflege in der Form, wie sie geübt wurde, in ganz ausgesprochener Weise dem Zwecke gedient, alle Kranken aufzunehmen, welche, wenn auch nur auf ganz kurze Zeit, ohne aus der Irrenpflege entlassungsfähig zu sein, der Anstaltspflege entbehren konnten. Die bei Weitem grösste Mehrzahl der Kranken, für welche die Familienpflege in Benutzung genommen wurde, gehörten der Familienpflege kürzere Zeit als ein Jahr an. Von den am 1. April 1890 den Bestand ausmachenden 102 Pfleglingen

(48 Männer, 54 Weiber) waren 67 (34 Männer, 33 Weiber) weniger als 1 Jahr, und nur 35 (14 Männer, 21 Weiber) länger als 1 Jahr in Familienpflege. Das heisst: nur ein Drittel des Bestandes entstammt dem Bestand aus dem Beginn des Rechnungsjahres, das Uebrige ist Zuwachs, der auch seinerseits nur die Differenz von beträchtlich grösseren Diminuenden und Subtrahenten, Zugang und Wiederabgang entsprechend, ist. Dass trotz einer lebhaften Abgangsbewegung aus der Familienpflege sich ein starkes Anwachsen der Zahlen der in Familienpflege Befindlichen am Abschluss eines jeden Rechnungsjahres ergab, hat darin seinen Grund, dass von der Einrichtung ein immer ausgedehnterer Gebrauch gemacht wurde — dass im Laufe der Jahre Categorien Geisteskranker für die Familienpflege herangezogen werden konnten, welche ausserhalb der Anstalt zu verpflegen man früher nicht für ausführbar gehalten hätte — dass in immer ausgedehnterem Maasse den Kranken die Wohlthat zu Theil wurde, eine wenn auch nur kurze Spanne Zeit besseren Befindens, die sie ohne die Einrichtung der Familienpflege unbedingt hätten müssen in der Anstalt verbringen, ausserhalb der Anstalt bei den Ihrigen oder in anderer ihnen zusagenden Umgebung zubringen konnten — dass ferner alle die zahlreichen periodischen Kranken, wo es irgend zulässig war, ihre freien Zeiten regelmässig ausserhalb der Anstalt verbrachten, auch wenn diese letzteren erfahrungsgemäss so kurze waren, dass früher, ehe die der Beurlaubung oder Entlassung vorhergehenden Formalitäten erledigt waren, erneute Verschlechterung des Befindens dieselbe auszuführen unthunlich gemacht hatten. Nicht aber ging das Anwachsen der Zahl der in Familienpflege Befindlichen so vor sich, dass etwa der Endbestand am Schlusse eines Etatsjahres sich zusammensetzte aus dem Bestand am Anfang des Jahres und einem im Bestande verbliebenen Zugang. Von dem Umfange der Zugangs- und Abgangsbewegung, aus welcher das während jedes einzelnen Rechnungsjahres stattgefundene Anwachsen der Bestandszahlen sich zusammensetzte, giebt die folgende Tabelle Nachricht:

	Im Etatsjahre					
	1887/88	1888/89	1889/90	1890/91	1891/92	1892/93
Bestand am Beginn des Etatsjahres	34	50	55	102	130	183
Zugang während desselben . . .	42	34	101	131	254	—
Summe	76	84	156	233	384	—
Abgang während des Etatsjahres .	26	29	54	103	201	—
Bestand am Ende desselben . .	50	55	102	130	183	209

Wie man sieht, war die Bewegung eine sehr lebhafte. In welcher Weise der Abgang auf den Anfangs-Bestand und den Zugang während des Jahres sich vertheilte, erhellt aus der folgenden, für das Rechnungsjahr 1890/91 aufgestellten Tabelle:

	Männer	Weiber	Personen
Bestand am 1. IV. 90	48	54	102
Abgang von diesem Bestand bis 31. III. 91	23	30	53
Bleiben vom Bestand des 1. IV. 90 im B. des 31. III. 91	25	24	49
Zugang vom 1. IV. 90 bis 31. III. 91	50	81	131
Abgang von diesem Zugang bis 31. III. 91	17	33	50
Bleiben vom Zugang im Bestand des 31. III. 91	33	48	81
Summe aus Anfangs-Bestand und Zugang 1890/91	98	135	233
Gesammt-Abgang 1890/91	40	63	103
Bestand am 31. III. 91	58	72	130

Der Abgang aus der Familienpflege kommt zu Stande theils durch Wiederaufnahme in die Anstalt, theils durch gleichzeitiges gänzliches Ausscheiden aus der Irrenpflege. In der folgenden Tabelle ist die Vertheilung des Abganges auf Wiederaufnahme in die Irrenanstalt und auf das Ausscheiden dargestellt.

	1890/91			1891/92		
	Männer	Weiber	Personen	Männer	Weiber	Personen
Abgang durch Wiederaufnahme in die Anstalt	26	41	67	47	60	107
Abgang durch Ausscheiden aus der Irrenpflege	14	22	36	39	55	94
Summe des Abganges	40	63	103	86	115	201

Die aus der Tabelle hervorgehende Häufigkeit der Wiederaufnahme ist das, was der Familienpflege, wie sie sich an der Dalldorfer Anstalt entwickelte, am meisten charakteristisch ist. Je mehr man in der Lage ist, auch Kranke mit schweren Beeinträchtigungen in die Familienpflege zu versetzen, desto öfter wird einerseits sich die Nothwendigkeit der Wiederaufnahme herausstellen; andererseits wird man um so leichter sich entschliessen, einen Kranken in die

Familienpflege zu versetzen, je mehr Garantie da ist, dass, sobald die Unmöglichkeit der Verpflegung ausserhalb der Anstalt wieder eintritt, Wiederaufnahme ohne Verzug und ohne Förmlichkeit wieder erfolgen kann. Die Veranlassung zur Wiederaufnahme ist zweifacher Art. Es war entweder eine absolute oder eine relative Indication zur Wiederaufnahme vorliegend. Im ersten Falle lag die Ursache meist beim Pflegling, im zweiten meist beim Pfleger. Wo die Veranlassung zur Wiederaufnahme der Zustand des Pfleglings war, war es selten, dass eine eigentliche Veränderung im psychischen Zustand des Pfleglings während der Dauer der Pflege vor sich gegangen war der Gestalt, dass eine absolute Anstaltspflegebedürftigkeit wieder eingetreten war. Eine stärkere Veränderung des psychischen Zustandes kam am ehesten noch vor bei Epileptikern und bei Alkoholisten; bei letzteren namentlich dann, wenn die schon eher wünschenswerth gewesene Wiederaufnahme durch die Pfleger oder durch andere Ereignisse verzögert worden war. Bei einer Anzahl Kranken zeigte sich das Eintreten einer Verschlechterung ihres Befindens in einer Neigung zur Unstätheit. Nachdem derselbe sich Monate lang ruhig in der Wohnung der Pfleger gehalten und sich an deren Arbeit betheiligt hatte, lässt er dieselbe liegen, fängt an öfter auszugehen, stellt sich unregelmässig zu den Mahlzeiten ein, bleibt schliesslich denselben gänzlich fern, dann fängt er an, auch des Nachts auszubleiben. Hier handelt es sich darum, rechtzeitig einzugreifen, ehe sich der Kranke der Pflegestelle gänzlich entzieht und in eigentliche Vagabondage übergeht. Bei anderen Kranken äussert sich die Unruhe ohne Neigung zum Umherschweifen zu Haus im Reden und Handeln; hier erfolgt die Wiederaufnahme meistens zeitiger, weil die Pfleger stärker belästigt werden. Die grösste Mehrzahl der Wiederaufnahmen erfolgte aber im Gegensatz zu vorstehend geschilderter Veranlassung, ohne dass eine beträchtlichere psychische Veränderung die Ursache gewesen wäre. Meistens lag die Veranlassung in Aeusserungen des unverändert fortbestehenden krankhaften Zustandes des Pfleglings. Häufig waren Affectzustände, in denen der Kranke Ruhestörung verursachte, seinen Pflegern einen Wirthschaftsgegenstand zerstörte oder thätlich gegen sie oder andere Personen wurde. Es hing natürlich von äusseren Umständen ab, ob jene Bethätigungen der Krankheit Ursache zur Wiederaufnahme wurden. Bei erfahrenen Pflegern, ferner bei Angehörigen, denen sehr viel am Zusammenleben mit den Geisteskranken lag, war hier eine weite Grenze gesteckt. Schlossen sich,

wie zuweilen, an Affecte tiefer gehende Stimmungs-Anomalien an,
so erfolgte die Aufnahme regelmässig. Ferner wurde zur Veranlassung der Wiederaufnahme, dass der Kranke sich bei Gelegenheit
einmal betrank, was bei Kranken, die keine Alkoholisten waren, so
gut vorkam wie bei Trinkern. Bei Potatoren wurde danach gestrebt,
dieselben zur Wiederaufnahme gelangen zu lassen, sowie es zu einer
eben merkbaren Veränderung ihres Verhaltens in Folge Alkoholgenusses
kam. Es war freilich nicht immer möglich, die Wiederaufnahme bei
den Trinkern zeitig genug vor sich gehen zu lassen. Das Eintreten
des in Folge Alkoholgenusses veränderten Verhaltens ist ja auch von
Laien meistens zeitig genug zu erkennen; nur suchte eine Anzahl
Pfleger, namentlich Angehörige und hier besonders Ehefrauen, den
Wiedereintritt stärkeren Trunkes zu verheimlichen, so lange die aus
dem Verhalten des Kranken erwachsenden Belästigungen irgend er-
träglich waren. Oft wurde so die Wiederaufnahme sehr zum Schaden
des Kranken hinausgeschoben, bis eine wirkliche Verschlechterung
des Befindens eingetreten war. Häufung der Anfälle bei Epileptikern
war häufige Ursache der Zurücknahme, ebenso körperliche Krankheit,
die längere Bettruhe nöthig machte, hin und wieder auch das Auftreten von Unsauberkeit bei den Kranken. Seltener, als wegen des
Pfleglings, wurde Wiederaufnahme nothwendig wegen der Pflegestelle.
Denn es wurde hier, wenn irgend möglich, Pflegestellenwechsel vorgenommen ohne vorherige Zurücknahme; doch liess sich in einigen
Fällen die Wiederaufnahme des Pfleglings nicht vermeiden, entweder
weil die Entfernung des Pfleglings aus der Pflegestelle dringend
war, oder weil eine für den Pflegling geeignete Pflegestelle zur Besetzung nicht verfügbar war. Es wurde in diesem Falle die Zurück-
nahme in die Anstalt der Versetzung des Pfleglings in eine seiner
Eigenart nicht zusagende Pflegestelle vorgezogen. Der Zeitraum,
welcher verflossen war von der Inpflegegabe bis dahin, als die
Wiederaufnahme nöthig wurde, schwankte zwischen Jahren und Tagen.
Nachdem ein Pflegling über Jahr und Tag, ohne dass irgend eine
Störung sich ergeben hatte, in der Familienpflege zugebracht hatte,
konnte ein Affect, eine in Trunkenheit vorgenommene störende
Handlung, bei einem Epileptiker ein nach längerer Pause auftretender schwerer Anfall oder Verwirrungszustand jederzeit seine Zurückführung in die Anstalt nöthig machen. Einer besonderen Erwähnung
bedürfen nur die Fälle, wo die Nothwendigkeit der Wiederaufnahme
sich sehr bald wieder herausstellte. Manchmal schon am folgenden

Tage, manchmal innerhalb der nächsten Tage nach der Inpflegegabe war man bei einigen Geisteskranken genöthigt, sie der Anstalt wieder zuzuführen. So kam es vor, dass Potatoren am ersten Tage nach ihrer Inpflegegabe in schwerer Verwirrung oder in Aufregung infolge Alkoholgenusses wieder aufgenommen werden mussten. Auf einige Kranke wirkte die Veränderung ihrer Umgebung in Folge der Inpflegegabe stark genug, um einen schweren Zustand auszulösen; bei einigen Senilen trat innerhalb einiger Tage Verwirrung ein, einige Male wurde schwere Depression in unmittelbarem Anschluss an die Inpflegegabe beobachtet. Einige Kranke hatten durch ihr ruhiges Verhalten innerhalb der Anstalt über ihren eigentlichen Zustand entschieden getäuscht und liessen ihr geordnetes Wesen, das sie in der Anstalt gezeigt hatten, ausserhalb derselben sofort fallen. Doch war diese Täuschung selten, öfter stellte sich jenes Ereigniss ein, wenn man sich zur Inpflegegabe ohne ein rechtes Gelingen sich zu versprechen, nur in Folge Drängens von Verwandten entschlossen hatte. Obgleich auf eigenen Wunsch in Pflege gegeben, erwiesen sich einige Kranke, welche in der Anstalt sich durchaus geordnet geführt und fleissig gearbeitet hatten, ausserhalb der Anstalt als gänzlich undisciplinirbar und widerspenstig, ohne dass eine Veränderung in ihrem Geisteszustande oder Einfluss anderer äusserer Einflüsse, als die aus der Veränderung der Umgebung sich ergebenden, zu erkennen gewesen wären; in die Anstalt zurückversetzt, fügten sie sich der Anstaltsdisciplin wie früher. Diese selten vorkommenden Kranken erweisen sich als ebenso ungeignet für die Familienpflege, wie die meisten der unstäten Kranken, welche jedes Mal am ersten und zweiten Tage ihrer Inpflegegabe ihre Pflegestelle verliessen.

In der Art und Weise, wie die Wiederaufnahme zu Stande kommt, besteht die grösste Mannigfaltigkeit. Viele Wiederaufnahmen erfolgen bei Gelegenheit der am ersten eines jeden Monats abgehaltenen Vorstellungstage. Es werden an diesem Tage eine Anzahl Kranke mit oder gegen ihren Willen dabehalten. Die Pfleger suchen sich der Umständlichkeit einer Wiederaufnahme während des Monats nach Möglichkeit zu entziehen und verschieben, wenn irgend angängig, die Wiederaufnahme bis zu diesem Tage; freilich nicht immer mit Erfolg; vielmehr finden die meisten Aufnahmen doch im Laufe des Monats statt. Oefter suchten Kranke allein die Anstalt auf, mit der Bitte um Wiederaufnahme, in Folge Verschlechterung ihres Befindens; ganz eigenthümlicherweise kam ein Aufsuchen der

Anstalt mehrmals vor von Seiten Kranker, deren Befinden sich verschlechtert hatte, deren Zustand aber ein zu schwer gestörter war, als dass irgend eine klare Absicht bei ihrem Gange nach der Anstalt angenommen werden konnte. So kam eines Abends spät mit der Pferdebahn ein Kranker (Epileptiker) allein bei der Anstalt in einem Zustande schwerer traumartiger Verwirrung an, der am Morgen desselben Tages seine Pflegestelle in seinem gewöhnlichen Zustande verlassen hatte, um einer Beschäftigung nachzugehen. Pfleglinge, deren Zustand sich verschlechtert hatte, wurden, wenn sie aus anderer Ursache, wie so häufig, die Anstalt aufsuchten, nach Befinden dabehalten. Doch wurde gerade in diesem Falle möglichst zu erzielen gesucht, dass der Kranke sein Einverständniss zum Dableiben ausspreche. Im Falle derselbe nicht dazu zu bewegen war, wurde er nur dann dabehalten, wenn wirkliche Dringlichkeit, ganz klar vorliegende absolute Anstaltspflegebedürftigkeit vorlag. Im gegentheiligen Falle liess man lieber einmal einen Kranken, der die Anstalt aufgesucht hatte, wieder gehen, obgleich man ihn nicht ungern in der Anstalt dabehalten hätte. Denn bei gewissen Kranken bleibt, wenn sie gelegentlich ihres Besuches in der Anstalt dabehalten werden, ein Misstrauen zurück, dessen Entstehen mit Rücksicht auf die wegen erneuter Inpflegegabe zu erhaltende Anhänglichkeit zu vermeiden ist. Eine weitere Anzahl Pfleglinge wurden der Anstalt zu jeder Stunde des Tages durch die Pfleger wieder zugeführt mit ihrer Einwilligung oder ohne diese unter irgend einem Vorwande. Häufig genug kam es vor, dass eine Rückführung eines Pfleglings in die Anstalt als dringend nothwendig erschien, der Pfleger aber sich für ausser Stande erklärte, dieselbe auszuführen. Trotzdem der Pfleger im Pflegeantrage sich verbindlich gemacht hat, den Kranken, wenn nöthig, zur Anstalt zurückzuführen, konnte sich die Anstalt in diesem Falle der Verpflichtung nicht für entbunden erachten, das zur Zuführung des Kranken in die Anstalt Nothwendige zu veranlassen. Nach Befinden wurde der Kranke durch Warte-Personal abgeholt, und zwar aus der Wohnung des Pflegers, wenn ein verwandtschaftliches Verhältniss zwischen Pfleger und Pflegling nicht vorlag. Im Nothfalle erbat das Warte-Personal oder die Anstalt vor der Absendung desselben Beihülfe von der Polizei, die eventuell unter Sistirung des Kranken nach der Polizeiwache gewährt wurde. War Gefahr im Verzuge und ein sofortiges Einschreiten gegen den Pflegling nothwendig, so pflegten die Pfleger die Hülfe der Polizei selbst zu

erbitten; die Anstalt holte sodann auf telephonische Benachrichtigung
hin den auf der Wache des Polizei-Revier-Amtes sistirten Kranken
durch Warte-Personal ab. Warte-Personal wurde zur Abholung Geisteskranker aus der Wohnung Angehöriger, bei denen sie sich in Pflege
befanden, regelmässig nicht verwendet, sondern die Angehörigen angewiesen, im Bedarfsfalle sich unmittelbar an das Polizei-Revier-Amt
um Hülfe zu wenden. Erst wenn dieses sich veranlasst gesehen,
einzuschreiten, wurde der auf die Wache sistirte Kranke durch
Warte-Personal von dort aus abgeholt. Die Ursache dieser Zurückhaltung den bei Angehörigen untergebrachten Geisteskranken gegenüber, war die wiederholte Erfahrung, dass Angehörige, trotzdem sie
unmittelbar vorher um Abholung ihrer geisteskranken Verwandten
gebeten hatten, dem zur Abholung sich einfindenden Warte-Personal
die Herausgabe des Kranken verweigerten. Unter gewissen Umständen hätte auch dieses Eindringen des Warte-Personals der Irrenanstalt in die Wohnungen, um Kranke von ihren Angehörigen weg-
zuholen, zu recht unangenehmen Consequenzen führen können.

Die unter Anwendung von Zwang zur Ausführung kommenden
Wiederaufnahmen sind die Minderzahl. Die Regel ist, dass es gelingt, den Kranken zum freiwilligen Eintritt in die Anstalt zu bewegen, wenn nur die Schritte zur Wiederaufnahme rechtzeitig unter-
nommen werden. Freilich wird in Folge des Interesses, welches die
Pfleger an dem Verbleiben des Kranken in Pflege haben, oft genug
dieselbe verzögert. Namentlich Angehörige sind sehr geneigt, ihre
Pfleglinge im Gegensatz zum Ausspruche des Arztes ausserhalb der
Anstalt zu belassen und eine Rückführung hinauszuziehen. Solange
nicht die Nothwendigkeit polizeilichen Einschreitens vorliegt, wird die
Anstalt, um die wünschenswerth erscheinende Rückführung des
Kranken gegen den Willen des Pflegers (es werden dies hier meist
Angehörige sein) zu bewirken, kein anderes Mittel zur Anwendung
bringen als die Absetzung des Pflegegeldes; und auch diese Waffe
ist mit grosser Schonung anzuwenden. Es ist leicht und kostet nur
wenige Federstriche, das Pflegegeld in diesem Falle abzusetzen; aber
man muss sich sagen, dass man dadurch häufig nicht die Situation
bessert, sondern nur verschlechtert, unter Umständen namenlose
Noth vermehrt. Die so häufig nicht einwandsfreie Intelligenz der
Angehörigen, welche in einsichtsloser Weise sich gegen die Rückführung ihres Pfleglings in die Anstalt sträuben, muss hier sehr berücksichtigt werden.

Das Ausscheiden aus der Irrenpflege, welches den anderen Theil des Abganges aus der Familienpflege darstellt, gliedert sich in mehrere Unterabtheilungen. Es scheiden aus der Familienpflege und damit zugleich aus der Irrenpflege aus: die mit dem Tode Abgehenden, — die in eigene Fürsorge oder in Fürsorge Verwandter Uebergehenden, — die in die offene Armenpflege, welche der Armen-Direction untersteht, Entlassenen. Die mit dem Tode aus der Familienpflege Abgegangenen sind nur eine kleine Zahl, da bettlägerige Kranke in der Familienpflege grundsätzlich nicht belassen wurden, wenn es sich nicht um ein vorübergehendes Unwohlsein handelte. Dann wurde eine Ausnahme hiervon gemacht, wenn bettlägerig gewordene Geisteskranke, deren Ableben sich erwarten liess, von ihren Angehörigen zu Haus genommen wurden, um sie daheim zu verpflegen. Ausser den schon erwähnten Selbstmorden und Unglücksfällen boten die Todesfälle nichts Besonderes mit Ausnahme eines Falles von mors subitanea bei einem epileptischen Mädchen.

Mannigfaltiger sind die Beziehungen der aus der Familienpflege in eigene Fürsorge übergehenden Geisteskranken. Im Etatsjahre 1891/92 kamen auf den täglichen Durchschnitts-Bestand von 174 Pfleglingen 43 Entlassungen in eigene Fürsorge, und zwar von 26 Weibern und 17 Männern. Von den 26 Weibern gingen nur zwei in die Fürsorge von Verwandten, die übrigen in eigene Fürsorge über. Dass die Zahl der in die Fürsorge von Verwandten Uebergehenden so klein ist, hat darin seinen Grund, dass die entlassungsfähigen Geisteskranken, welche Verwandte haben, denen die Uebernahme ihres geisteskranken Angehörigen möglich ist, diesen zugewiesen werden, ohne dass sie vorher die Familienpflege passiren. Der Uebergang in eigene Fürsorge der 24 weiblichen Geisteskranken des Etatsjahres 1891/92 vollzog sich 22 Mal nach vorheriger Besprechung mit dem aufsichtführenden Arzt, meist unter Mitgabe einer einmaligen Unterstützung zur Entlassung von Seiten der Anstalt. Zweimal ging dieser Uebergang in eigene Fürsorge ohne Mitwissen des aufsichtführenden Arztes vor sich in der Form einer Entweichung aus der Pflegestelle. Der Uebergang in eigene Fürsorge stellt sich für diejenigen weiblichen Geisteskranken am günstigsten, welche mit der Nadel so geschickt sind, dass sie ihren Broderwerb darauf gründen können. Für weibliche Geisteskranke, welche nur gröbere Handarbeit oder eine eigentliche Berufsarbeit, z. B. kaufmännische, leisten können, ist die Möglichkeit, wieder in eigene Fürsorge übergehen

zu können, eine viel beschränktere. Für beiderlei Arbeiten ist eine
Anstellung im Dienste Anderer erforderlich, in welche eine Person anzunehmen, die in der Irrenanstalt gewesen ist, nicht Jedermanns Sache
ist. Wie schwer es gerade für weibliches Dienstpersonal ist, nach
einem Aufenthalt in der Irrenanstalt wieder Stellung zu. finden, auch
wenn das Verhalten der Person in Nichts mehr von der Norm ab-
wich, überraschte bei Versuchen, solche Mädchen in Stellung unterzubringen, immer wieder. Leichter gelang es nur auf die Weise,
dass man den Pfleger bewegen konnte, den Pflegling eine Zeit lang
gegen ein geringes Lohn in Dienst zu nehmen, um so die Schwierigkeiten des Erlangens der »ersten« Stellung zu umgehen. Da der
Herrschaft Verpflichtungen bei einer etwaigen Wiedererkrankung an
Geistesstörung eines solchen Mädchens nicht erwachsen, erklärt sich
das mangelnde Entgegenkommen des Publikums nur aus der Scheu
vor Allem, was Geisteskrankheit betrifft. Von den erwähnten 24 in
eigene Fürsorge übergehenden weiblichen Geisteskranken suchten
ihren Unterhalt 13 als Näherinnen, 7 als Dienstmädchen, 2 in kauf-
männischer Anstellung, 1 als Fabrikarbeiterin, 1 verheirathete sich.
Von den 13 Näherinnen waren 10, welche ihr Brod sich verdienten
durch einzeln oder im Tagelohn bezahlte Arbeit bei Privaten, 3 ar-
beiteten für grössere Geschäfte. Jene 10 waren ganz selbstständig,
während von diesen 3 zwei nur mit einer gewissen Anlehnung an Verwandte ihren Uebergang in eigene Fürsorge möglich machten. Die
Arbeit für Geschäfte drängt sich auf gewisse Jahreszeiten zusammen
und versagt, nachdem sie zeitweise sehr hohe Ansprüche an die
Arbeitskraft gestellt hat, einige Monate im Jahre ganz. Hingegen
sind Privat-Schneiderinnen vom Publikum das ganze Jahr hindurch
sehr gesucht und werden vergleichsweise gut bezahlt. Von den
obigen 24 vermochten 5 sich nur kürzere Zeit als ein Jahr in
eigener Fürsorge zu halten.

Von den im Rechnungsjahre 1891/92 in eigene Fürsorge übergehenden 17 Männern gingen 2 in die Fürsorge Verwandter über,
15 machten sich selbstständig. Mit Ausnahme zweier Schreiber und
eines Schneiders waren sämmtliche Handarbeiter. Es gelang der
Hälfte, sich in eigener Fürsorge zu halten, die Anderen gelangten
vor Ablauf eines Jahres wieder zur Aufnahme. Der Austritt aus der
Pflege ohne Hülfe und ohne vorherige Besprechung mit dem Arzte
in der Form der Entweichung war bei Männern häufiger und betraf
die Hälfte der Abgänge in eigene Fürsorge.

Da die Kosten der Verpflegung Geisteskranker in der unter
Verwaltung der Irrenanstalt stehenden Familienpflege sich immer
noch wesentlich höher stellten als die der Verpflegung in der offenen
Armenpflege, welche der Armen-Direction untersteht, obgleich im
Vergleich zu den Kosten der Anstaltspflege immerhin eine beträchtliche Ersparniss erzielt wurde, so war die Irrenanstalt schon durch
das ökonomische Interesse darauf hingewiesen, alle diejenigen Kranken,
für welche die Familienpflege nicht mehr unbedingt nothwendig erschien, aus der unter Verwaltung der Anstalt stehenden Familienpflege in die offene Armenpflege zu entlassen, wenn erwartet werden
konnte, dass sie sich auch ohne den Schutz, welchen ihnen die
Familienpflege gab, ausserhalb der Anstalt würden halten können.
Es wurde mit diesen Entlassungen aus der Familienpflege durchaus
nicht sparsam umgegangen und gern solche auch versuchsweise vorgenommen, wenn die Pfleglinge mehr als ein Jahr der Familienpflege
angehört hatten; auch dann, wenn ein günstiges Resultat mit Sicherheit nicht vorauszusehen war. Diese Versuche waren durchaus
nöthig, da man sonst der Anstalt mit Recht den Vorwurf hätte
machen können, dass sie den Etat der Irrenpflege mit der Verpflegung von Individuen belaste, welche in Fürsorge der Irrenpflege zu
belassen durchaus nicht nothwendig sei, wenn sie sich .dauernd
ausserhalb der Anstalt gut hielten. So wurde dann, wenn sich nicht
schon früher Veranlassung geboten hatte, die Ueberweisung an die
Armen-Direction vorzunehmen, vom Schluss des ersten in der Familienpflege zugebrachten Jahres die Entlassung eines jeden Pfleglings aus der Familienpflege in Erwägung gezogen, und nur in Ansehung gewichtiger Bedenken unterblieb dieselbe. Wohl bei kaum
einer anderen Veranlassung als bei diesen versuchsweisen Ueberweisungen ist die Gelegenheit so günstig, sich von der Nothwendigkeit des Bestehens der unter Verwaltung der Irrenanstalt
stehenden Familienpflege zu überzeugen, als gerade hierbei. Abgesehen von einer Anzahl Kranker, die nach kürzerer oder längerer
Zeit wegen zweifellos vorliegender Neuerkrankung wieder zur Aufnahme gelangten, mussten eine weitere Anzahl Kranker aus der
offenen Armenpflege in die Anstaltspflege nur deshalb zurückgenommen werden, weil die offene Armenpflege ihnen nicht die Bedingungen bieten konnte, unter denen ihr Verbleib ausserhalb der
Anstalt möglich war. Es traten hier immer wieder die Schwierigkeiten hervor, welche zur Einrichtung der unter Verwaltung der

Irrenanstalt stehenden Familienpflege geführt hatten. Die Unzuträglichkeiten, welche sich im Verkehr der Bezirks-Armenbehörden mit vielen Geisteskranken herausstellen, geben dem Proteste Jener beständig Nahrung, dass die Verpflegung Geisteskranker nicht Sache der offenen Armenpflege, sondern der Anstalt sei. Namentlich war es die Schwerfälligkeit dem häufigen Wechsel der Pflegestelle gegenüber und die mangelnde Einsicht in das Krankhafte und Unvermeidliche dieses Vorgangs, welche Ursache zu häufiger Rückkehr entlassener Pfleglinge aus der offenen Armenpflege in die Fürsorge der Anstalt wurde. Eine Verfügung der Armen-Direction an die Armen-Commissionen vom 6. Februar 1888 sprach aus, »dass, wenn Pfleglinge der Armen-Direction ihre Pflegestelle verliessen und ohne Vorwissen der Armen-Commission neue Pflegestellen aufsuchten, das Pflegegeld nicht ohne Weiteres an die neuen Pfleger gezahlt werden solle. Wollten die neuen Pfleger nicht bis zur Entscheidung der Sache das Risico unentgeltlicher Verpflegung übernehmen, so wären die zu Verpflegenden an die Direction der Irrenansalt Dalldorf zurückzuweisen«. Der übel angebrachten Sparsamkeit der Armen-Commissionen, welche ebenfalls nicht selten Ursache zur Wiederaufnahme entlassener Pfleglinge in die Anstalt wurde, suchte die Armen-Direction vergeblich zu steuern. Einem von der Armen-Direction an die Armen-Commissions-Vorsteher gestellten Ersuchen gegenüber, »das Almosen der aus der Irrenpflege entlassenen Geisteskranken, welches seitens der Direction der Anstalt vorgeschlagen und seitens der Armen-Direction festgesetzt wurde, nicht ohne genügenden Grund zu bemängeln resp. zu ermässigen«, wurde von diesen »die schweren Bedenken geltend gemacht, die aus den Erfahrungen abzuleiten sind, die mit den die Thätigkeit der Armen-Commissionen einschränkenden Maassregeln gemacht worden sind«. In der Armen-Commissions-Vorsteher-Versammlung vom 17. October 1890*) wurde in einer Besprechung der Thatsache, »dass die aus der Irrenpflege in die offene Armenpflege entlassenen Geisteskranken häufig ihre von den Armen-Commissionen für gut befundenen Pflegestellen ohne Grund wechseln, es als praktisch hingestellt, das bewilligte Almosen abzusetzen und die betreffenden Personen wieder der Anstalt zuzuweisen resp. das gewährte Almosen nicht eher wieder zu bewilligen, als bis die von den Armen eigenmächtig aufgesuchte neue Pflegestelle von der Armen-Commission geprüft sei«.

---

*) Gemeindeblatt No. 49. 7. December 1890.

Es treten also bei der Ueberweisung Geisteskranker aus der Familien
pflege in die offene Armenpflege dieselben Hindernisse für das Verbleiben der Geisteskranken ausserhalb der Anstalt hervor, welche
schon oben ausführlicher geschildert sind. Es soll hier nicht wieder
darauf eingegangen werden; nur etwas will ich noch hervorheben,
was in hohem Maasse dazu beiträgt, den Armen-Vorstehern ihre
Stellung gegenüber den aus der Familienpflege der Irrenanstalt in
die offene Armenpflege entlassenen Geisteskranken und ihren Angehörigen zu erschweren. Es ist der Name »Armen«-Commission.
Ein Theil der geisteskranken Pfleglinge verhält sich durchaus ab-
weisend, wenn sie davon hören, dass sie aus der Fürsorge der Anstalt entlassen werden sollen und ihnen eine Unterstützung von
Seiten der Armenbehörde zu Theil werden soll. Manche sprechen
geradezu die Bitte aus, sie dann doch lieber wieder zur Anstalt zu-
rückzunehmen. Auch bei vielen Angehörigen besteht diese Begriffs-
verwirrung, und ist ihnen schwer klar zu machen, dass das für den
geisteskranken Angehörigen von der Irrenanstalt gezahlte Pflegegeld
nichts Anderes, als eine Unterstützung aus den Mitteln der öffentlichen Armenpflege ist. Es soll hier darauf noch hingewiesen werden,
dass nicht allein die Geisteskranken selbst, sondern auch ihre Angehörigen, welche sie in Pflege haben, der psychiatrischen Behandlung
so zu sagen bedürfen, dass ein gewisses Maass psychiatrischen Verständnisses auch im Verkehr mit den Angehörigen der Geisteskranken
nicht entbehrt werden kann. Ein Armen-Vorsteher hat keine Veranlassung den Angehörigen der Geisteskranken anders gegenüber zu
treten als anderen Menschen. Anders der Psychiater; dieser wird
es als seine besondere Aufgabe betrachten, auch dort, wo im Umgang mit Menschen, die sonst im gewöhnlichen Leben als Geistes-
gesunde betrachtet werden, Spuren oder Andeutungen anomalen
psychischen Verhaltens sich zeigen, wie hier speciell bei den Angehörigen der Geisteskranken, diesen pathologischen Aeusserungen
gegenüber sein Verständniss dieser Vorgänge als von etwas Krank-
haftem zur Geltung zu bringen. Er wird seine Kunst auch darin zu
bethätigen suchen, mit diesen Angehörigen, auch wenn sie noch so
schwierig zu behandeln sind, gut fertig zu werden. Er wird einer
Scene, die ihm Angehörige machen, nicht anders gegenüberstehen
als einem anderen pathologischen Vorgang, den er beobachtet.
Ganz anders ein Mitglied einer Armen-Commission. Derselbe wird,
wenn ihm Angehörige eine Scene machen, denselben die Thür

weisen; ganz mit Recht von seinem Standpunkt, d. h. dem der polizeilichen offenen Armenpflege aus. Denn die Hülfe, die dem Armen gewährt wird, soll von diesem bescheiden erbeten werden. Die Armenbehörde hat die Pflicht, die Armen zu unterstützen; die Armen haben aber kein Recht, Unterstützung zu beanspruchen. So sagt das Gesetz; nicht mit Worten, aber dem Sinne nach.[*]) Und die Armenbehörde steht auf dem Boden des Gesetzes, wenn sie einen ungebührlich Fordernden (wie dies Angehörige Geisteskranker häufig thun) zurückweist; wenn sie einem trotz vorhandener Bedürftigkeit die Annahme der Unterstützung Verweigernden (wie dies zuweilen Geisteskranke thun) die Unterstützung nicht aufnöthigt. Denn die öffentliche Armenpflege hat nur in Thätigkeit zu treten, wenn ihre Hülfe in Anspruch genommen wird. Die Beobachtungen, welche gemacht wurden bei Gelegenheit der Ueberweisung der Pfleglinge an die der Armen-Direction unterstehende offene Armenpflege, waren die beste Probe auf die Nothwendigkeit und Zweckmässigkeit der Einrichtung einer von der Irrenanstalt überwachten und verwalteten Familienpflege, da sie immer wieder die Unfähigkeit einer grossen Anzahl Geisteskranker bewiesen, ohne die Zugehörigkeit zur Familienpflege ausserhalb der Anstalt sich zu halten.

Die Kosten der familialen Verpflegung.

Die Kosten der familialen Verpflegung Geisteskranker werden als niedrigere anzunehmen sein, als die der Anstaltsverpflegung. Dieser ökonomische Punkt hat bei den der Einrichtung der Familienpflege voraufgehenden Erwägungen niemals die maassgebende Rolle gespielt, vielmehr waren, wie dargelegt, Bestrebungen ganz anderer Art das treibende Moment und ergab sich die durch die Verminderung der Kosten erzielte Ersparniss als ein Nebenresultat, welches bei Beurtheilung der Familienpflege mit in Erwägung gezogen zu werden verdient, aber nicht in den Vordergrund gestellt werden darf. Die Vortheile, welche die Familienpflege indirect gebracht hat, sind so grosse, dass es dessen wirklich nicht bedarf.

---

[*]) § 61 des Gesetzes über den Unterstützungswohnsitz vom 6. Juni 1870.

Die durchschnittlichen Verpflegungskosten der in der Anstalt Dalldorf verpflegten Geisteskranken berechneten sich auf den Kopf und Tag
im Etatsjahre 1888/89 auf 1,964 Mk.

>   >   1889/90 » 1,962 »
>   >   1890/91 » 2,086 »
>   >   1891/92 » 2,099 »

Die Durchschnittsbeträge der Pflegegelder der in Familienpflege untergebrachten Geisteskranken berechneten sich auf den Kopf und Tag
im Etatsjahre 1885/86 auf 0,703 Mk.

>   >   1886/87 » 0,820 »
>   >   1887/88 » 0,752 »
>   >   1888/89 » 0,785 »
>   >   1889/90 » 0,786 »

Der diesen Durchschnittsbeträgen an Pflegegeldern hinzuzurech-
nende Betrag an allgemeinen Kosten auf den Kopf und Tag des in
Familienpflege befindlichen Geisteskranken wurde auf 0,10 Mk. ge-
schätzt. Es wäre somit als durchschnittlicher Kostenbetrag auf den
Kopf und Tag eines in Familienpflege befindlichen Geisteskranken
anzunehmen gewesen

im Etatsjahre 1885/86 : 0,803 Mk.
>   >   1886/87 : 0,920 »
>   >   1887/88 : 0,852 »
>   >   1888/89 : 0,885 »
>   >   1889/90 : 0,886 »

Dies wäre weniger gewesen als die Hälfte der im Etatsjahre 1888/89 auf 1,964, 1889/90 auf 1,962 Mk. berechneten durchschnittlichen Kosten eines in der Anstalt Dalldorf verpflegten
Geisteskranken. Jedoch ergab eine für das Etatsjahr 1890/91 an-
gestellte genauere Berechnung, dass die neben den Pflegegeldern für
die Pfleglinge zu machenden Aufwendungen in der That höher seien
als angenommen. Es ergab sich, dass im Etatsjahre 1890/91 für
den Kopf und Tag des in Familienpflege verpflegten Geisteskranken
aufzuwenden gewesen waren

durchschnittliche Kosten der Bekleidung . . . . . 0,074 Mk.
>   >   » ärztlichen Behandlung . 0,173 »
>   >   » Medicamente . . . . . 0,045 »
>   >   » Weihnachtsbescheerung 0,014 »
» antheilige »   » Verwaltung . . . . 0,175 »

Summa 0,481 Mk.

Diese Summe ergiebt zusammen mit dem für das Etatsjahr 1890/91 ermittelten durchschnittlichen Pflegegeld auf den Kopf und Tag des in Familienpflege Verpflegten von 0,731 Mk. einen durchschnittlichen Gesammtkostenbetrag für den Kopf und Tag eines während dieses Etatsjahres in Familienpflege Verpflegten von 1,212 Mk., das sind 58 % der 2,086 Mk. betragenden Verpflegungskosten eines 1890/91 in Anstaltspflege befindlichen Geisteskranken. Aehnlich stellt sich die Kostenberechnung für den Kopf und Tag eines Pfleglings in der Familienpflege im Etatsjahre 1891/92:

durchschnittliches Pflegegeld . . . . 0,709 Mk.

durchschnittliche Kosten der Bekleidung . 0,102 Mk.

» » » ärztlichen Behandlung . . 0,173 »

» » » Medicamente . 0,044 »

» » » Weihnachtsbescheerung . . 0,013 »

» antheilige » » Verwaltung . 0,163 »

Summa 0,495 Mk. 0,495 »

Gesammtsumme der durchschnittlichen Kosten 1,204 Mk.

Dies wären 57 % der 2,099 betragenden durchschnittlichen Kosten eines in der Anstalt verpflegten Geisteskranken.

Den etwaigen Erstattungspflichtigen wurden anfänglich als Kosten für einen in Familienpflege verpflegten Geisteskranken berechnet die thatsächlichen an Pflegegeld für den Pflegling gemachten Baarausgaben zuschlägig 0,10 Mk. auf den Tag. Vom 1. April 1893 ist die Höhe dieses Zuschlages zu den an Pflegegeld gemachten Baarausgaben in einer dem thatsächlichen Kostenaufwand mehr entsprechenden Weise auf 0,45 Mk. für den Tag festgesetzt worden.

Die durchschnittlichen Kosten eines in der Dalldorfer Anstaltspflege befindlichen Geisteskranken berechneten sich im Etatsjahre 1890/91 für das ganze Jahr auf 761,39 Mk.; die Kosten eines während desselben Etatsjahres in Familienpflege verpflegten Geisteskranken berechnen sich unter zu Grundelegung des durchschnittlichen Pflegegeldes auf 442,38 Mk. für das ganze Jahr; legt man nicht das durchschnittliche Pflegegeld, sondern ein Pflegegeld von 20 Mk. bezw. 25 Mk. bezw. 30 Mk. monatlich zu Grunde, so ergiebt sich unter Hinzurechnung der durchschnittlichen Nebenkosten ein

Kostenbetrag von 413,16 Mk. auf das ganze Jahr bei 20 Mk. monatlichem Pflegegeld, 473,16 Mk. bei 25 Mk., 533,16 Mk. bei 30 Mk. Pflegegeld. — Im Etatsjahre 1891/92 berechneten sich die durchschnittlichen Kosten eines in der Dalldorfer Anstaltspflege befindlichen Geisteskranken für das ganze Jahr auf 766,14 Mk.; die Kosten hingegen eines während desselben Etatsjahres 1891/92 in Familienpflege verpflegten Geisteskranken berechnen sich unter zu Grundelegung des durchschnittlichen Pflegegeldes auf 439,46 Mk. für das ganze Jahr; legt man nicht das durchschnittliche Pflegegeld, sondern ein Pflegegeld von 20 Mk. bezw. 25 Mk. bezw. 30 Mk. monatlich zu Grunde, so ergiebt sich unter Hinzurechnung der durchschnittlichen Kosten ein Kostenbetrag von 418,20 Mk. auf das ganze Jahr bei 20 Mk. monatlichem Pflegegeld, 478,20 Mk. bei 25 Mk., 538,20 Mk. bei 30 Mk. Pflegegeld.

Schlusswort.

———

In Vorhergehendem haben wir die Schicksale des Instituts der familialen Verpflegung an der Irrenanstalt Dalldorf verfolgt von seiner Einrichtung ab durch ein Jahrzehnt und sahen, wie innerhalb dieser Zeit diese Einrichtung von kleinen Anfängen und Versuchen zu einem Institut von beachtungswerthem Umfang ausgebaut wurde. Das Verdienst an dieser Entwickelung gebührt den Herren der Verwaltungsbehörde, des Curatoriums der Irrenanstalt, namentlich den Herren Stadtsyndikus Weise und Geheimen Regierungsrath Bertram, die, nachdem sie in der Uebereinkunft vom 7. Juli 1885 den Grund gelegt hatten, der Weiterentwickelung der Familienpflege fortdauernd ihr besonderes Interesse schenkten, im Verein mit Herrn Medicinalrath Sander als verantwortlichem Leiter der Irrenanstalt, welcher, nachdem er durch seine Vorversuche die Ausführbarkeit und Erspriesslichkeit der familialen Verpflegung dargethan hatte, auch den so mannigfaltigen Schwierigkeiten, die im Laufe der Jahre sich ergaben, erfolgreich zu begegnen vermochte. Es haben ferner Antheil Herr Professor Dr. Moeli, Director der Städtischen Irrenanstalt Herzberge, Herr Oberarzt Dr. Richter und Herr Oberarzt Dr. Otto. Wir haben der Besprechung der an der Irrenanstalt Dalldorf geübten Familienpflege nur wenige Worte hinzuzufügen.

Wir können wohl sagen, dass das Unternehmen, welches wir in seinen Zwecken und Zielen soeben geschildert haben, gelungen ist, und zwar weit über berechtigtes Erwarten hinaus. Wir haben gesehen, dass im weiteren Ausbau der familialen Verpflegung man dazu gekommen ist, einen recht hohen Procentsatz Geisteskranker, bezüglich deren Verpflegung man bis dahin auf die Anstaltsverpflegung angewiesen war, ausserhalb der Anstalt zu verpflegen, und zwar in einer Weise, die sowohl dem Wohlbefinden dieser Geisteskranken im höchsten Grade zuträglich war, als auch dem finanziellen Interesse der kostenaufbringenden Gemeinde diente. Zunächst ist die Einrichtung der Familienpflege der Aufgabe, die ihr gestellt war, eine thunlichste Entlastung der Anstalt herbeizuführen, dadurch gerecht geworden, dass sie allen Kranken, deren Uebergang in die offene Armenpflege Schwierigkeiten unterlag, den Austritt aus der Verpflegung der geschlossenen Anstalt ermöglichte. Sie hat sodann in Erweiterung ihrer ursprünglichen Aufgabe, die Verpflegung ausserhalb der Anstalt auf einen ganz beträchtlichen Procentsatz der Geisteskranken der Städtischen Irrenpflege ausgedehnt dadurch, dass sie regelmässig auch alle die Geisteskranken aufnahm, deren Befinden eine wenn auch nur zeitweilige Entfernung aus der Irrenanstalt erlaubt erscheinen liess. Die consequente Ausbildung dieser Erweiterung der ursprünglichen Aufgabe ist die charakteristische Eigenheit der Dalldorfer Familienpflege. Die Versetzung von Geisteskranken, die in der Anstalt ruhig geworden und der Anstaltspflege nicht mehr bedürftig waren, aus der Anstalt in ihre eigenen oder fremde Familien unter weiterer Beobachtung von der Anstalt aus, ist auch an anderen Orten geübt worden. Von der Dalldorfer Irrenanstalt aber sind gänzlich ruhig gewordene Geisteskranke, in deren Befinden eine Veränderung nicht mehr zu erwarten und deren dauernde Hülfsbedürftigkeit ausser Discussion, nur wenn besondere Nebenumstände dies nöthig machten, in die ihrer Verwaltung unterstehende familiale Verpflegung gegeben worden und dann nur auf kurze Zeit, bis zur Ermöglichung der Uebernahme durch die offene Armenpflege. Denn die Verpflegung solcher gänzlich abgelaufener Fälle, die mit einem abschliessenden unveränderlichen geistigen Schwächezustand geendet haben, in der offenen Armenpflege ist die Armenbehörde zu übernehmen immer in der Lage gewesen. Zur Verpflegung dieser Categorie Geisteskranker, welche sowohl vor Errichtung der familialen Pflege an der Irrenanstalt, als nach derselben von der Armen-Direction übernommen und ohne Störung für den Betrieb dieser Behörde und zum Wohle der Kranken von ihr in der offenen Armenpflege verpflegt wurden, ein besonderes Institut der familialen Verpflegung bei der Irrenanstalt Dalldorf zu schaffen, hätte keine Veranlassung vorgelegen. Vielmehr hat die Irrenanstalt Dalldorf in der Anwendung der familialen Verpflegung auf die nur bedingt Entlassungsfähigen, auf die ruhigen Zeiten periodischer Zustände, auch mit kurzen Intervallen, die eigentliche Bestimmung einer mit einer Irrenanstalt verbundenen Familienpflege gesucht und dieses Institut demgemäss ausgebaut. Diese Auffassung der Bestimmung der familialen Verpflegung, welche dieses Institut aus einem

kleinen Anhängsel der Irrenanstalt zu einem lebenskräftigen und un-
entbehrlichen Glied der Berliner Irrenpflege werden liess, hat sich
nicht in einem Zuge entwickelt, sondern allmählig und unter vieler
Arbeit im Laufe einer Reihe von Jahren, während welcher es auch
an Hindernissen nicht gefehlt hat. Wie jede neue Einrichtung, hat
auch die mit der Irrenanstalt verbundene Familienpflege der Schwierigkeiten genug zu überwinden gehabt. Giebt es ja doch nichts in der
Welt, was nicht auch Mängel aufwiese, gegen das sich nicht Einwendungen, und zwar auch begründete, erheben liessen. Dass es
jeder neuen Einrichtung nur unter Ueberwindung von Schwierigkeiten
möglich ist, sich zu behaupten und gross zu werden, ist eine Erfahrung, die stets zu machen ist. Es ist auch gar kein Schaden,
dass dem so ist, denn auf diese Weise vermag eine berechtigte Neu-
schöpfung am besten ihre Lebensfähigkeit zu beweisen. Jedenfalls
sind die Vortheile, welche die familiale Verpflegung in so mannig-
facher Beziehung, wie geschildert, bietet, gross genug, um auch
ehemalige Gegner zu Freunden derselben werden zu lassen.

Die Familienpflege Geisteskranker ist nichts an und für sich
Neues, im Gegentheil. Familiale Pflege Geisteskranker hat zu allen
Zeiten, und bevor man an Irrenanstalten dachte, bestanden; denn
jeder bei seinen Angehörigen oder Fremden befindliche Geisteskranke
ist in familialer Verpflegung. Trotzdem familiale Verpflegung zu
jeder Zeit bestanden hat, sind die Ansichten über keine andere
Verpflegungsform mehr auseinandergehende gewesen, als gerade
über diese. Ueber die Schattenseiten und Schwierigkeiten der familialen Verpflegung ist man sich ja wohl immer einig gewesen und
ihre Freunde haben dieselben gewiss am wenigsten verkannt, da sie
Gelegenheit hatten, diese selbst kennen zu lernen. Aber so oft dieselben auch immer wieder in der Litteratur hervorgehoben worden
sind, so selten ist der Versuch gemacht worden, diesen Schwierigkeiten zu begegnen. Es ist klar, dass die Ueberwindung der Schwierigkeiten nicht Sache speciell ärztlichen Handelns, sondern Sache allgemein organisatorischer Maassnahmen ist, kurz, dass die Lösung der
Frage der familialen Pflege auf dem Gebiete der Verwaltung liegt.
Wir dürfen wohl sagen, dass das Institut der familialen Verpflegung,
wie es an der Dalldorfer Irrenanstalt besteht, ein gelungenes Beispiel
darstellt, wie die Frage der Familienpflege gelöst werden kann. Als
das Wesentliche der Einrichtung, welches das Gelingen bedingt hat,
ist wohl die Einfügung des Instituts in den Organismus der Irrenanstalt

anzusehen. Der Angelpunkt aber, um den es sich bei der Entwickelung der Familienpflege dreht, ist die Thatsache, welche wohl unbestritten ist, dass es unter den in den Irrenanstalten Verpflegten Geisteskranke giebt, welche der Pflege der geschlossenen Anstalt nicht bedürfen, ohne doch im gewöhnlichen Sinne entlassungsfähig zu sein. Es handelt sich nun darum, zu zeigen, dass jene nicht unbedingt der Anstaltspflege Bedürftigen sogar mit Vortheil der Anstaltspflege entbehren, wenn die ihrer bedingten Entlassungsfähigkeit entsprechenden besonderen Vorkehrungen für ihren Aufenthalt ausserhalb der Anstalt getroffen werden: und das Mittel hierzu ist eben die Organisation einer Familienpflege.

Das Wesentliche der Einfügung der familialen Verpflegung in die öffentliche Irrenpflege erschöpft sich nicht darin, dass wir in ihr eine werthvolle Vermehrung der Verpflegungsformen, welche in der öffentlichen Irrenpflege verwendbar sind, um eine den übrigen Formen der Verpflegung gleichwerthige zu erkennen haben. Wir erblicken in ihr die Fortführung einer Bewegung im Irrenwesen, deren Wurzeln Jahrhunderte zurückliegen. Wir sehen in der Ausbildung der familialen Pflege als Theil der öffentlichen Irrenpflege eine weitere Episode in der Geschichte der Bestrebungen, welche die Verpflegung der Geisteskranken frei von Zwang in jeder Form zu machen bestrebt ist. Jahrhunderte lang theilte der Geisteskranke das Loos des Verbrechers in Ketten, welche die menschliche Gesellschaft vor ihm schützen sollten. Dann brachte die Einrichtung der Irrenanstalt ihm zwar Befreiung von den Ketten, nicht aber von Fesseln und Banden. Erst eine neuere Zeit nahm von den Geisteskranken auch diese Zwangsmittel: es blieb der Zwang der Einschliessung in eine (»geschlossene«) Anstalt. Die letztvergangenen Jahrzehnte ermöglichten sodann für einen Theil der Kranken auch die Befreiung vom Zwang der Einschliessung durch die bei den Irrenanstalten errichteten Colonien. Die Einrichtung der Familienpflege ist nichts als ein Schritt weiter auf dieser Bahn. Den Geisteskranken, für die es angemessen, giebt die Familienpflege eine weit über das durch die coloniale Verpflegung gewährte Maass hinausgehende Bewegungsfreiheit. Diese Auffassung der familialen Verpflegung zeigt, dass ihre Einfügung in die öffentliche Irrenpflege der Stadt Berlin ein Schritt von grosser principieller Bedeutung war. Wir haben gesehen, dass dieser Einfügung der Familienpflege in die Berliner Irrenpflege ein Jahrzehnt des Gedeihens und des Ausbaues derselben in grossem Maassstabe folgte. Möge das folgende Jahrzehnt, welches der Berliner Familienpflege durch Eröffnung weiterer Städtischer Irrenanstalten veränderte Lebensbedingungen und neue Aufgaben bringt, ein Zeitraum weiterer gedeihlicher Entwickelung in wieder neuer Form sein.

Anhang.

Reglement für die Aufnahme Geisteskranker und Epileptischer in die Irrenanstalt der Stadt Berlin zu Dalldorf.

§ 1.

Die Irrenanstalt der Stadt Berlin zu Dalldorf, welche aus zwei Haupt-Abtheilungen, der eigentlichen Irrenanstalt und der Irren-Siechenanstalt besteht, ist nach den Festsetzungen der städtischen Behörden vornehmlich für die Aufnahme der dem Land- und Orts-Armenverbande vorläufig und definitiv zur Last fallenden unheilbaren Geisteskranken und Epileptischen bestimmt, deren Zustand die Verpflegung in der Familie nicht gestattet (Gemeingefährlichkeit, Mangel ausreichender Fürsorge) und deren Unterbringung in eine Privat-Irrenanstalt seitens der verpflichteten Angehörigen aus pecuniären Gründen nicht möglich ist.

Für die heilbaren Geisteskranken bleibt die Irren-Abtheilung der Königlichen Charité nach wie vor als eigentliche Heilanstalt bestehen.

Durch Beschluss der Communalbehörden ist in der Charité eine Beobachtungsstation (Durchgangsstation) errichtet worden, in welche alle Geisteskranke auf polizeiliche Requisition aufgenommen werden, wenn die Geisteskrankheit durch Attest zweier Aerzte oder eines Physikus bescheinigt wird, und aus welcher sie der diesseitigen Anstalt zugehen, wenn die Aerzte der Charité die Unheilbarkeit derselben ausgesprochen haben. *)

§ 2.

Mit Umgehung der Charité und namentlich zur Vermeidung unnöthiger Kosten können, immer unter Beobachtung der bestehenden gesetzlichen Vorschriften, direct in die Dalldorfer Anstalt aufgenommen werden:

---

*) Mit Eröffnung der Irrenanstalt Herzberge findet Abänderung dieses Verfahrens statt dergestalt, dass sowohl die Aufnahmen aus der offenen, als auch aus der geschlossenen Armenpflege, sowie die seitens der polizeilichen Organe veranlassten Aufnahmen nach Dalldorf und nach Herzberge stets unmittelbar stattfinden.

1. durch die Direction: alle Geisteskranken und Epileptischen, welche sich bereits in der städtischen Irrenanstalt befunden haben und nur versuchsweise aus derselben entlassen waren;
2. durch das Curatorium:
   a) Geisteskranke und Epileptische durch Ueberweisung der Armen-Direction und deren Organe, wenn ärztlicherseits die Vornahme eines Heilverfahrens mit diesen Kranken nicht mehr erforderlich erachtet wird und deren Pflege in häuslichen und Privatverhältnissen unausführbar ist;
   b) Geisteskranke und Epileptische aus den städtischen Krankenhäusern, Siechen- und Alters-Versorgungsanstalten, den städtischen Waisenhäusern, dem Arbeitshause zu Rummelsburg und dem Asyl für Obdachlose, wenn durch ärztliches Zeugniss ein längeres Verweilen der betreffenden Kranken in diesen Anstalten als unmöglich bezeichnet wird.

   Es sind hierher besonders zu rechnen, alle ruhigen, an organischer Hirnerkrankung, an Altersblödsinn etc. leidenden Geisteskranken, deren fernerer Aufenthalt in den gedachten Anstalten als mit den Einrichtungen derselben unvereinbar anzusehen ist.

Zu 2a und b sind die Armen-Direction und die sub 2b genannten städtischen Anstalten befugt, in dringenden Fällen die Kranken sofort der Dalldorfer Anstalt zuzusenden und demnächst die betreffende Anzeige an das Curatorium zu richten.

§ 3.

Das Curatorium ist befugt, in die Anstalt auch solche Geisteskranke aufzunehmen, welche hier ortsangehörig und bei denen die Vermögensverhältnisse der Art sind, dass die Kosten ihrer Verpflegung in der Privat-Irrenanstalt von den Angehörigen ohne zu befürchtende Vermögenszerrüttung nicht aufgebracht werden können.

Bei diesen Aufnahmen ist das Curatorium jedoch an folgende Normen gebunden:
   a) Die Anstaltsinsassen dieser Categorie dürfen 5 % der Gesammtzahl der Insassen nicht überschreiten.
   b) Die Aufnahme und den Verpflegungssatz hat das Curatorium nach eingehenden Recherchen der Vermögens- und Einkommens-Verhältnisse des Geisteskranken und seiner alimentationspflichtigen Verwandten durch Collegial-Beschluss zu bestimmen. Der Verpflegungssatz kann in minimo auf eine Mark täglich herabgesetzt werden.
   c) Die zahlenden Kranken haben keinen Anspruch auf andere Behandlung als die nichtzahlenden.

Berlin, den 13. März 1883.

Magistrat
hiesiger Kgl. Haupt- und Residenzstadt.
von Forckenbeck.

Beilage Nr. 2.

Bestimmungen über die Behandlung der Kranken in der Irrenanstalt der Stadt Berlin zu Dalldorf und über ihre Entlassung aus derselben.

1. Behandlung der Kranken.

§ 1.

Speciellere Bestimmungen über die Behandlung der Kranken werden durch die Hausordnungen der Anstalt und die Dienstanweisungen der Beamten getroffen.

Die Kranken sind, solange sie sich in der Anstalt befinden, nach allen ihren Lebensbeziehungen den ärztlichen Anordnungen und den Vorschriften der Hausordnung unterworfen.

Innerhalb dieser soll ihnen indessen jede Freiheit gewährt werden, welche den Zweck der Anstalt nicht gefährdet und mit dem jeweiligen Krankheitszustande, sowie der Sicherheit der Kranken und ihrer Umgebung verträglich ist.

§ 2.

Solange die Entmündigung eines Kranken noch nicht eingetreten ist, hat der Director die von ihm etwa erforderlich erachtete Fürsorge für die Person oder das Vermögen desselben bei dem zuständigen Vormundschaftsgericht zu beantragen. Ist zu vermuthen, dass das Vermögen des Kranken durch dritte Personen geschädigt werden könne, so ist auch der Armen-Direction unverweilt Mittheilung davon zu machen. Von jeder Aufnahme eines Kranken in die Anstalt hat der Director dem zuständigen Vormundschaftsgericht und falls die Entmündigung des Kranken noch nicht eingetreten ist, der zur Wahrnehmung des öffentlichen Interesses bei der Entmündigung berufenen Behörde, z. Zt. dem Staatsanwalt bei dem Landgericht, welches dem für die Entmündigung zuständigen Amtsgericht vorgesetzt ist, Anzeige zu machen.

§ 3.

Entweicht ein Kranker aus der Anstalt, so sind unverzüglich die nöthigen Maassregeln zu seiner Aufsuchung und Zurückführung zu ergreifen und ist, wenn durch ihn eine Gefahr für die öffentliche Sicherheit entstehen kann, dem Königl. Polizei-Präsidium zu Berlin telegraphische Mittheilung zu machen. Wird der Kranke nicht innerhalb 24 Stunden wieder ergriffen, so ist in allen Fällen von der Entweichung dem Königl. Polizei-Präsidium Kenntniss zu geben, mit einer Bemerkung darüber, ob die polizeiliche Einlieferung geboten erscheint oder nicht.

Neben dem Königl. Polizei-Präsidium zu Berlin ist auch dem Amtsvorsteher des Amtsbezirks Dalldorf, dem Königl. Landrath des Niederbarnimer Kreises und den Angehörigen des Kranken oder seinem gesetzlichen Vertreter entsprechende Mittheilung zu machen.

Ebenso ist zu verfahren, wenn ein Kranker von dem ihm gewährten Ausgang nicht zurückkehrt.

Entwichene Kranke, welche die öffentliche Sicherheit gefährden, müssen durch Requisition der zuständigen Polizeibehörde zurückgeholt werden.

Minder gefährliche Kranke können auf Antrag der Angehörigen oder ihrer Pfleger zurückgeholt werden, wenn dies ärztlicherseits als nothwendig angesehen wird. Dabei sind aber Zwangsmaassregeln möglichst zu vermeiden und, wenn durchaus nothwendig, nur im Einvernehmen mit der Polizeibehörde zu ergreifen.

§ 4.

Kinder, welche von Kranken in der Anstalt geboren werden, sind, sobald dies ohne Gefahr für Mutter und Kind geschehen kann, entweder den Angehörigen der Mutter zu übergeben, oder, falls diese die Uebernahme verweigern, dem Depot der städtischen Waisenverwaltung zuzuführen.

§ 5

Stirbt ein Kranker in der Anstalt, so sind die Angehörigen davon unverzüglich in Kenntniss zu setzen. Ausserdem ist (abgesehen von der vorschriftsmässigen Anzeige an das Standesamt) der Vormund oder (bei noch nicht Entmündigten) die Staatsanwaltschaft und die Armen-Direction zu benachrichtigten.

Bezüglich der vorstehend erwähnten, sowie nach § 4 erforderlichen standesamtlichen Anzeigen sind die betreffenden Vorschriften zu beachten.

2. Entlassung der Kranken.

§ 6.

Die Entlassung eines Kranken muss unverzüglich erfolgen:

a) wenn derselbe nach dem Urtheil des Directors oder dirigirenden Arztes der Siechen-Abtheilung genesen ist;

b) wenn der gesetzliche Vertreter des Kranken es verlangt und die Orts-Polizeibehörde, aus deren Bezirk der Kranke der Anstalt zugeführt worden ist, und diejenige, in deren Bezirk er seinen Aufenthalt nach der Entlassung nehmen soll, ihre Zustimmung erklärt haben;

c) wenn der Antrag auf Entmündigung des Kranken endgültig abgelehnt oder die eingetretene Entmündigung rechtsgültig wieder aufgehoben ist. In diesem Falle sind die Angehörigen des Kranken von der bevorstehenden Entlassung zu benachrichtigen und ihnen die Wahrung ihrer etwa gefährdeten Interessen anheimzugeben.

§ 7.

Kranke, welche sich soweit gebessert haben, dass sie nach Ansicht der Aerzte der Anstaltspflege nicht mehr bedürfen, sind ebenfalls zu entlassen.

Soweit ihre Erwerbsfähigkeit vermindert ist, kann ihnen eine Unterstützung mitgegeben werden und sind sie der Armen-Direction zur weiteren Unterstützung zu empfehlen. Ungefährliche Kranke, die bei Angehörigen nicht unterzubringen sind, können von der Anstalts-Direction mit Genehmigung der Armen-Direction, die in der Regel vorher einzuholen ist, anderen Personen in Pflege gegeben werden.

§ 8.

Auf Antrag der Angehörigen, die den vorgeschriebenen Revers zu unterschreiben haben, können Kranke versuchsweise und auf unbestimmte Zeit beurlaubt werden, wobei die Angehörigen berechtigt sind, sie bei eintretender Verschlechterung des Zustandes ohne weitere Formalitäten der Anstalt wieder zuzuführen.

Auch diese Kranken können für die Zeit ihres Aufenthaltes ausserhalb der Anstalt der Armen-Direction zur Unterstützung empfohlen werden.

§ 9.

Kranke, die der Anstalt direct oder indirect aus der Untersuchungs- oder Strafhaft zugeführt worden sind, dürfen weder entlassen, noch versuchsweise auf unbestimmte Zeit beurlaubt werden, wenn nicht das Königl. Polizei-Präsidium zu Berlin und die Untersuchungs- oder Strafvollzugsbehörde auf motivirten Bericht des Directors vorher ihre Zustimmung gegeben haben.

§ 10.

Kranke, deren Vermögensstand die Verpflegung in einer Privatanstalt zulässt, können derselben durch die Armen-Direction ohne Weiteres überwiesen werden, wenn ihre gesetzlichen Vertreter der Aufforderung, sie anderweit unterzubringen, nicht nachkommen.

Die Kosten sind aus dem Vermögen des Kranken oder durch die zu seinem Unterhalt Verpflichteten zu decken.

Ausgenommen sind hiervon die auf Anordnung des Curatoriums der Anstalt nach § 3 des Reglements vom 13. März 1883 aufgenommenen Kranken, solange die Voraussetzungen andauern, auf Grund deren die Aufnahme bewilligt wurde.

§ 11.

Für die schleunige Ueberweisung der in Berlin nicht unterstützungsberechtigten Kranken an die zur Uebernahme derselben verpflichteten Gemeinde hat die Direction möglichst Sorge zu tragen.

§ 12.

Von der Entlassung, sowie von der Beurlaubung auf unbestimmte Zeit hat die Direction dem Vormunde, oder (bei nicht Entmündigten) dem Staatsanwalt und der Armen-Direction resp. dem Curatorium Kenntniss zu geben.

Berlin, den 12. Juni 1885.

Magistrat
hiesiger Kgl. Haupt- und Residenzstadt.
von Forckenbeck.

———

Beilage Nr. 3.

Polizei-Verordnung betreffend das Schlafstellenwesen.

Auf Grund der §§ 5, 6 und 11 des Gesetzes über die Polizei-Verwaltung vom 11. März 1850 (Gesetz-Sammlung Seite 265) verordnet das Polizei-Präsidium nach Berathung mit dem Gemeinde-Vorstande in Bezug auf das Schlafstellenwesen für den Polizeibezirk von Berlin, was folgt:

§ 1.

Niemand darf in den von ihm und seinen Familienangehörigen benutzten Wohnräumen Anderen gegen Entgelt Schlafstelle gewähren, wenn nicht die von ihm selbst, seinen Familienangehörigen und den Schlafleuten zu benutzenden Schlafräumlichkeiten folgenden Anforderungen entsprechen:

a) Jeder Schlafraum muss für diejenigen Personen, welche derselbe für die Schlafzeit aufnehmen soll, mindestens je drei Quadratmeter Bodenfläche und je zehn Cubikmeter Luftraum auf den Kopf enthalten. Für Kinder unter 6 Jahren genügt ein Drittel, für Kinder von 6—14 Jahren genügen zwei Drittel jener Maasse.

b) Kein Schlafraum darf mit Abtritten in offener Verbindung stehen.

§ 2.

Schlafleute dürfen, soweit nicht das Verhältniss von Eheleuten oder von Eltern und Kindern vorliegt, nur in solchen Räumen zum Schlafen untergebracht werden, welche nicht zugleich für Personen des anderen Geschlechts zum Schlafen dienen.

§ 3.

Wer Schlafleute aufnimmt (§ 1), ist verpflichtet, innerhalb sechs Tagen nach der Aufnahme des ersten auf dem Bureau desjenigen Polizei-Reviers, in welchem die Wohnung gelegen ist, eine schriftliche, wahrheitsgetreue Anzeige nach Maassgabe des beifolgenden Musters niederzulegen. Die Polizeibehörde ertheilt hierauf dem Wohnungsinhaber nach Prüfung der von demselben vorzuweisenden Schlafräume und soweit die Aufnahme der Schlafleute nach dieser Polizei-Verordnung zulässig ist, eine Bescheinigung, welche in der Wohnung aufzubewahren und auf polizeiliches Erfordern jedes Mal sofort vorzuzeigen ist. In gleicher Weise muss der Wohnungsinhaber die Namen seiner Familienangehörigen, wie auch seiner Schlafleute auf polizeiliches Erfordern jeder Zeit angeben. Sind den Bestimmungen der §§ 1 und 2 zuwider Schlafleute aufgenommen, so ordnet die Polizeibehörde deren Entlassung mit sechstägiger Frist an.

Tritt später eine Vermehrung in dem Familienstande des Wohnungsinhabers oder in der durch die polizeiliche Bescheinigung für zulässig erklärten Zahl der Schlafburschen ein, oder werden die angezeigten Schlafräume, wenn auch nur theilweise verringert, so ist eine neue Anzeige unter Beifügung der früheren polizeilichen Bescheinigung erforderlich, auf welche ebenso, wie auf das weitere Verfahren die Bestimmungen des vorigen Absatzes Anwendung finden.

Formulare für die Anzeigen werden zum Zwecke der sofortigen Benutzung auf den Polizei-Revier-Bureaux unentgeltlich verabfolgt.

§ 4.

Mit Geldstrafe bis zu 30 Mark oder im Falle des Unvermögens mit verhältnissmässiger Haft wird bestraft, wer den im § 3 bezeichneten Pflichten zuwiderhandelt oder den in Gemässheit des § 3 ergehenden polizeilichen Anordnungen und Aufforderungen Folge zu leisten unterlässt, desgleichen, wer Schlafleute der Bestimmung des § 2 zuwider unterbringt.

Diese Strafbestimmungen finden auch auf Denjenigen Anwendung, welcher mit oder ohne Auftrag des Wohnungsinhabers als dessen Vertreter handelt, oder welcher in Abwesenheit des Wohnungsinhabers als dessen Vertreter zu betrachten ist.

§ 5.

Diese Polizei-Verordnung tritt mit dem 1. April 1881 in Kraft mit der Maassgabe, dass die alsdann vorhandenen Schlafleute als an jenem Tage aufgenommen gelten, die Anzeige bezüglich derselben jedoch erst bis zum 1. Mai 1881 zu erfolgen braucht und, sofern die Schlafleute vor diesem Tage entlassen werden, gänzlich unterbleiben kann.

Die Strafbestimmung des § 4 findet entsprechende Anwendung.

Berlin, den 17. December 1880.

Königliches Polizei-Präsidium.

* * *

Anzeige über Aufnahme von Schlafleuten.

D.. Unterzeichnete nimmt in seiner — ihrer — Wohnung .... Strasse No...., ... Gebäude, .. Treppen, Schlafleute bis zur Zahl von ... Personen männlichen, ... weiblichen Geschlechts auf.

Der eigene Familienstand d.. Unterzeichneten besteht aus .. Personen, darunter .. Knaben und .. Mädchen unter 6 Jahren und .. Knaben und .. Mädchen von 6—14 Jahren, von den übrigen Personen .. männlichen und .. weiblichen Geschlechts.

Folgende Räume sollen zum Schlafen dienen:

1. .... lang, ... breit, ...· hoch.
2. .... »   .... »   .... »
3. .... »   .... »   .... »

Berlin, den ....

Unterschrift (Vor- und Zuname):

....

Stand oder Gewerbe:

....

Beilage Nr. 4.

Polizei-Verordnung betreffend das Schlafstellenwesen.

Auf Grund der §§ 6, 12 und 15 des Gesetzes über die Polizei-Verwaltung vom 11. März 1850 (Gesetz-Sammlung Seite 265) und des § 137 des Gesetzes über die Allgemeine Landesverwaltung vom 30. Juli 1883 (Gesetz-Sammlung Seite 195) wird unter Zustimmung des Bezirks-Ausschusses für die Kreise Teltow und Niederbarnim, sowie für den Polizeibezirk der Stadt Spandau folgende Polizei-Verordnung erlassen:

§ 1.

Wohnungsräume, in welche Schlafleute gegen Entgelt aufgenommen werden, müssen folgende Bedingungen erfüllen:

a) Sie müssen mindestens 3 Quadratmeter Bodenfläche und 10 Cubikmeter Luftraum auf den Kopf enthalten. Für Kinder unter 6 Jahren genügt ein Drittel, für Kinder von 6—14 Jahren zwei Drittel jener Maasse.

b) Sie dürfen nicht mit Abtritten in Verbindung stehen.

c) Sie müssen Fenster haben, welche geöffnet werden können.

§ 2.

Wenn nicht das Verhältniss von Eheleuten oder von Eltern und Kindern vorliegt, dürfen nur Personen desselben Geschlechts in demselben Zimmer schlafen. Auch dürfen Personen des einen Geschlechts nicht allein auf den Zugang durch das Schlafzimmer von Personen des anderen Geschlechts angewiesen sein.

§ 3.

Für jede Person muss eine besondere Lagerstelle vorhanden sein. Mehrere Personen dürfen nicht in einem Bett liegen.

§ 4.

Der Fussboden der Schlafräume muss jeden Morgen gekehrt und mindestens jede Woche einmal gescheuert werden. Wände und Decken sind alljährlich vor dem 1. April zu tünchen. Mindestens alle sechs Wochen muss die Bettwäsche gewechselt und alle drei Monate das Lagerstroh erneuert werden.

§ 5.

Personen, gegen welche Thatsachen vorliegen, welche die Annahme rechtfertigen, dass sie das Vermiethen von Schlafstellen zu dem Zwecke missbrauchen werden, der Unzucht Vorschub zu leisten, dürfen an weibliche Personen Schlafstellen nicht vermiethen.

§ 6.

Von der Aufnahme von Schlafleuten ist binnen drei Tagen eine schriftliche Anzeige nach Formular an die Polizeibehörde des Ortes zu erstatten. Letztere ertheilt hierauf nach Prüfung der Sachlage eine schriftliche Bescheinigung darüber, dass die Bestimmungen dieser Verordnung beobachtet sind. Diese Bescheinigung ist als Ausweis in der Wohnung an sichtbarer Stelle anzubringen.

Von jeder Veränderung der Schlafräume, sowie von jeder Vermehrung der die Schlafräume benutzenden Personen, auch wenn sie zum Familienstande des Vermiethers gehören, und von Veränderungen in der Person der Schlafleute ist in derselben Weise Anzeige zu erstatten.

§ 7.

Für die Beobachtung der Vorschriften dieser Verordnung · und für die ordnungsmässige Erstattung der Anzeigen haften die Schlafstellenvermiether event. deren Vertreter.

§ 8.

Zuwiderhandlungen gegen die Verordnung werden mit Geldstrafe bis zu 60 Mark, an deren Stelle im Unvermögensfalle entsprechende Haft tritt, bestraft, vorbehaltlich der Befugniss der Polizeibehörde, die Entlassung von Schlafleuten, deren Aufnahme nach § 5 oder wegen Nichterfüllung der in Vorstehendem vorgeschriebenen Erfordernisse unzulässig ist, binnen drei Tagen anzuordnen.

§ 9.

Diese Verordnung tritt mit dem 1. October 1889 in Kraft; die an diesem Tage in Schlafstelle befindlichen Personen gelten als an diesem Tage aufgenommen, hiernach ist die im § 6 vorgeschriebene Anzeige zu erstatten.

Potsdam, den 17. Juni 1889.

Der Regierungs - Präsident.
Graf Hue de Grais.

Beilage Nr. 5.

Vertrag.

Zwischen der Direction der Irrenanstalt der Stadt Berlin zu Dalldorf und . . . . wird nachstehender Vertrag auf die Dauer eines Vierteljahres geschlossen.

D ∴ wird seitens der Direction vom . . . . . gegen ein monatliches Pflegegeld von . . Mark, in Worten: . . . . Mark und Gewährung der nothwendigen Bekleidung dem Vorgenannten in Pflege gegeben.

D . . Pfleger . . verpflichtet sich, d . . . . . ausreichend zu beköstigen, ih . . ein eigenes Bett zu gewähren, auf Reinlichkeit und Ordnung zu halten, . . . in passender Weise, jedoch ohne Ueberanstrengung, zu beschäftigen, zu beaufsichtigen und dafür zu sorgen, dass d . . selbe möglichst wenig allein auf die Strasse oder in öffentliche Locale geht. Im Falle der Pflegling krank oder störend werden sollte, wie überhaupt bei wichtigen Vorkommnissen bei Genannte ., hat d . . Pfleger . . der Direction unverzüglich Anzeige zu erstatten, für Instandhaltung der de . . . . gehörigen Kleidung, Wäsche und des sonstigen

Eigenthums, sowie namentlich der von der Anstalt gelieferten Sachen Sorge zu tragen und ihren Verlust möglichst zu verhüten, eine Controle der Pflegestelle durch die Direction oder deren Organe jeder Zeit vornehmen zu lassen und specielle Vorschriften derselben genau zu befolgen.

D.. Pfleger.. hat von einem Wechsel der Wohnung der Direction schriftlich unter genauer Angabe der neuen Wohnung Anzeige zu machen.

Dieser Vertrag kann vor dem Ablauf seitens der Direction jeder Zeit, seitens .... nur nach vorhergegangener vierzehntägiger Kündigung aufgehoben werden.

Die Zahlung des Pflegegeldes erfolgt .... auf Grund einer von d.. Pfleger.. eigenhändig unterschriebenen Quittung, auf welcher amtlich bescheinigt sein muss, dass sich d .... noch am Leben und bei d .... in Pflege befindet und letztere.. die Quittung eigenhändig unterschrieben hat, aus der Vorschusskasse der Anstalt.

Falls ein persönliches Erscheinen d.. Pfleger.. mit dem Pflegling in der Anstalt zur Einholung dieser Bescheinigung und Empfangnahme des Pflegegeldes nicht stattfinden kann, ist die vorstehende Bescheinigung der Quittung bei der zuständigen Polizeibehörde nachzusuchen.

Falls .... vor Ablauf des Vertrages aus der Pflegestelle zurückgenommen werden sollte, hat d.. Pfleger.. die Zahlung des Pflegegeldes nur bis zum Tage der Zurücknahme zu beanspruchen.

Dieser Vertrag ist in zwei gleichlautenden Exemplaren ausgefertigt und jedem der Contrahenten eines davon übergeben; er darf ohne Genehmigung der Direction an keinen Dritten abgetreten werden; er gilt für verlängert auf ein ferneres Vierteljahr, wenn d .... denselben nicht in der vorstehend angegebenen Weise gekündigt hat.

Dalldorf, den .... 18..

**Direction der Irrenanstalt
der Stadt Berlin zu Dalldorf.**

. . . .

. . . .